# Neben der Spur

Wenn die Psychose
die soziale Existenz
vernichtet

Christiane Wirtz

# Neben der Spur

## Wenn die Psychose die soziale Existenz vernichtet

Eine Frau erzählt

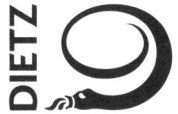

Bibliografische Information der Deutschen Nationalbibliothek
Die Deutsche Nationalbibliothek verzeichnet diese Publikation
in der Deutschen Nationalbibliografie; detaillierte bibliografische
Daten sind im Internet über http://dnb.dnb.de abrufbar.

ISBN 978-3-8012-0518-8

2. Auflage 2018
Copyright © 2018 by
Verlag J. H. W. Dietz Nachf. GmbH
Dreizehnmorgenweg 24, 53175 Bonn
Umschlag: Ralf Schnarrenberger, Hamburg
Umschlagfotos: Norman Wollmacher
Satz: just in print, Bonn
Druck und Verarbeitung: CPI books, Leck
Alle Rechte vorbehalten
Printed in Germany 2018

Besuchen Sie uns im Internet: *www.dietz-verlag.de*

# Inhalt

Dieses Buch ist auch gedacht als
eine Art Entschuldigung und Erklärung für
die Menschen, die ich verstört habe;
Dank an die, die mir eine Hand gereicht haben.

# Kapitel 1

# Das Ende

Ein grauer Endnovembermorgen, kurz nach 8 Uhr. Bohrende Geräusche an der Eingangstür zu meiner Wohnung in der Kölner Südstadt, und, ehe ich mich aus dem Bett schälen kann in meinem Schlafzimmer, noch mehr Krach und plötzlich Menschen in meinem Wohnzimmer. Zwei Rettungssanitäter und der bösartige Typ von der Kanzlei, die meine sogenannte Betreuung übernommen hat. Der Mann, der mich in einer E-Mail als völlig irre und krank bezeichnet hat. Steht da, lange Haare und Hornbrille, und fordert mich ziemlich unsanft auf, sofort mitzukommen, ohne mir die Möglichkeit zu geben, meine Siebensachen einzupacken. Zeigt mir das Dokument des Amtsgerichtes, das diesen Eingriff legitimiert: Zwangseinweisung in eine psychiatrische Klinik.

Ich protestiere. Ich sage ihm, dass ich nichts ohne meinen Anwalt tun werde und dass ich ihn jetzt anrufe. Ich wähle die Nummer meines Anwaltes, mit dem ich mich gegen die Betreuung wehren will und der meine zahlreichen Strafanzeigen unterstützen soll, erreiche aber niemanden. Ich bin total nervös, ratlos, sitze an meinem Tisch, noch im Pyjama. Die Sanitäter wissen nicht genau, wie sie sich verhalten sollen und beobachten mich. Der Mann mit der Hornbrille drängt. Ich versuche, so viele Dinge wie möglich zu packen, werde aber immer wieder von ihm dazu angehalten, mich auf das Allermindeste zu beschränken und jetzt mitzukommen. Ich ziehe mir eine Hose und einen Pulli über den Pyjama und lasse mich wegführen.

Das ausgewechselte Schloss liegt auf dem Klavier, die Späne der Tür im Halbkreis auf dem Fußboden. Ich werfe einen letzten Blick auf meine Wohnung und ergebe mich immer noch nicht ganz in mein Schicksal.

Auf der Treppe versuche ich es wieder bei meinem Anwalt. Im Rettungswagen kommt schließlich eine Verbindung zustande. Wie so oft in den vergangenen drei Jahren, tröste ich mich selbst, nachdem der Anwalt mir zugesichert hat, dass er mich in der Klinik aufsucht. Ich tröste mich mit der Hoffnung, dass sich doch noch alles aufklären und mir Gerechtigkeit zuteil wird. Ich spiele mit meinem Schlüssel und den wenigen Habseligkeiten, die ich in einer Tüte mitgenommen habe. Ich friere in dem Rettungswagen, aber die Fahrt dauert nicht lange. Das Stück Weg hätte man auch zu Fuß gehen können, denke ich, ehe der Wagen vor einem mehrstöckigen Haus zum Stehen kommt.

Dann noch zwei Treppen hoch, bis wir vor einer Tür anhalten, die von innen aufgeschlossen wird. Ich bin in einer geschlossenen Abteilung. Die Sanitäter und der Mann mit der Hornbrille verabschieden sich. In einem Ambulanz-Zimmerchen werde ich aufgefordert, persönliche Gegenstände abzugeben und bekomme einen Raum zugewiesen, worin bereits eine Patientin untergebracht ist. Mein Raum hat die Nummer eins und liegt direkt neben dem Zimmerchen, das offenbar die Anlaufstelle für alle darstellt. Dort gibt es zu den Mahlzeiten Medikamente, dort ist immer jemand zu erreichen. Dort treffen sich die Ärzte und Pfleger.

Einer, Dr. P.[1], nimmt sich Zeit, sich meine Geschichte anzuhören. Und die geht in etwa so: »Das hier alles ist ein großes

---

[1] Ich habe versucht, so nahe wie möglich an den realen Ereignissen zu bleiben und die wesentlichen Punkte darzustellen, ohne zu viel zu verraten und damit einen gewissen Schutz über allzu persönliche

Missverständnis. Denn ich bin überhaupt nicht krank. Ich bin nicht krank, sondern ich bin jahrelang mit falschen Diagnosen als »psychisch krank« etikettiert worden und irrtümlich in eine Mühle hinein geraten. Ich wurde als Kind entführt und meiner tatsächlichen Eltern beraubt, in Berlin, denn ich bin eigentlich die Nichte von John F. Kennedy, mein Vater ist Mick Jagger. Fragen sie nicht, warum das nicht richtig zusammenpassen will, wenn Sie in die Geschichtsbücher schauen, aber es ist so. Das Amtsgericht hat falsch entschieden. Haben Sie noch Fragen?«

Dr. P. hatte ein paar Fragen. Und nachdem ich Ende März 2016 entlassen wurde, gab es für mich selbst noch viel mehr Fragen. Oberflächlich war alles wieder in Ordnung. Ich war nicht mehr psychotisch, das heißt, ich war nicht mehr in meinem eigenen Wahngebilde gefangen. Ich stand zwar unter Druck, weil meine Eigentumswohnung versteigert worden war und ich die Räume verlassen musste, ich stand unter Druck, weil ich meinen Arbeitsplatz verloren und meine Lebensversicherung aufgebraucht hatte, ich stand unter Druck, weil wohlmeinende, aber meiner Meinung nach ziemlich falsch liegende Ratgeber in der Klinik mir eine Frühverrentung ans Herz gelegt hatten – und ich alles andere wollte, als nicht zu arbeiten. Aber ich war wieder in der »normalen« Welt. Ich hatte sogar einen neuen Job. Ich hatte trotz Schufa-Einträgen über meine Betreuerin eine Wohnung gefunden, war also nicht obdachlos.

Details zu legen, die mich und andere Menschen betreffen. Dr. P. hat wie viele andere hier in dem Buch einen anderen Namen. Dass die Interviewpartner (wie etwa Dr. Gunther Schmidt) mit ihren richtigen Namen auftauchen, ist die Ausnahme. Bei Personen, die Interviews abgelehnt haben, aus welchen Gründen auch immer, habe ich besonders versucht, keine Rückschlüsse auf die Identität möglich zu machen. Zur besseren Verständlichkeit und Leserlichkeit habe ich beim Zitieren aus Dokumenten Kürzungen vorgenommen.

Aber ich war tief gefallen. Im Prinzip lag mein Leben in Trümmern wie noch nie. Zwar hatte ich schon früher Psychosen gehabt. Aber sie waren nicht von so langer Dauer, es war immer jemand da gewesen, der mich irgendwie auch während der akuten Krankheitsphase erreichen konnte, so dass ich schließlich Medikamente nahm, was mich dann wieder die Wirklichkeit erkennen ließ. Ich hatte noch nie meine Arbeit verloren, war noch nie von sozialem Abstieg bedroht gewesen. Diesmal war es anders.

Ich hatte insgesamt zwei Jahre und einige Monate mehr oder weniger alleine in meinem Wahn gelebt. Viele Beziehungen sind in dieser Zeit zerbrochen, viele Kontakte abgebrochen. Noch in der Klinik, als mir langsam dämmerte, dass ich mich an kruden Illusionen festgehalten hatte, habe ich versucht, mich für mein Verhalten zu entschuldigen und abgerissene Fäden wieder aufzunehmen. Das Ergebnis war gemischt: Viele antworteten nicht, einige sagten explizit, dass sie nichts mehr mit mir zu tun haben wollten, andere waren völlig unvoreingenommen und gaben mir eine Chance: Sie akzeptierten, dass mein Verhalten während der Psychose etwas mit einer Krankheit, einer frühkindlichen psychischen Verletzung zu tun hatte und gingen dann ganz ohne Vorbehalte wieder mit mir um. Das war meine Rettung.

Ohne diese positiven, winzigen Erfolge, ohne diese positive Rückmeldung durch andere Menschen hätte ich es nicht bis zu dem Punkt geschafft, an dem ich heute stehe. Zwar stehe ich noch lange nicht dort, wo ich einmal war oder wo ich wieder hinmöchte. Aber ich habe mich aufgerafft, zunächst unter Pseudonym und jetzt mit diesem Buch, unter meinem richtigen Namen, meine Geschichte zu erzählen. Es soll eine Einladung sein, sich mit diesem sperrigen Thema zu beschäftigen, darüber zu diskutieren. Je mehr es aus seiner Sonderecke herauskommt, je weniger es tabuisiert wird, desto einfacher ist ein

Leben mit der Diagnose »psychisch krank«, desto besser können Betroffene, Angehörige, Freunde, Bekannte und Kollegen damit umgehen.

Denn ich habe schmerzlich feststellen müssen, dass eine große Sprachlosigkeit und Scham herrscht, wenn es um Psychosen geht. Viele Menschen haben eine Heidenangst davor.

Es ist ein riesiger Unterschied, wie andere mit mir (und anderen Erkrankten wahrscheinlich) umgehen, je nachdem, ob sie von meiner Erkrankung wissen oder nicht. Dabei sind recht viele von Psychosen direkt oder indirekt betroffen, allein unter Schizophrenie leidet ein Prozent der Bevölkerung weltweit. Besonders kränkend ist es für mich, wenn ich gegen Mauern anrenne; wenn Menschen mich auflaufen lassen, das Gespräch mit mir verweigern – macht ja nichts, ist ja nur so 'ne »Bekloppte«.

Auf der anderen Seite: Wenn ich die Chance habe, anderen zu erklären, was da mit mir los war, dann reagieren die meisten positiv und mitfühlend. Also muss ich einfach nur meinen Beitrag dazu leisten, dass endlich Bewegung in dieses sehr zähe, schwere Thema kommt. Muss daran glauben, dass sich eine Gesellschaft auch in diesem Punkt fortentwickeln kann und wird.

Zunächst einmal gehört dazu die eben schon erwähnte, breite gesellschaftliche Diskussion. Wenn sich alle – Betroffene, Angehörige, Freunde, Bekannte und Kollegen, Therapeuten und Ärzte, Personalverantwortliche sowie diejenigen, die bislang nichts damit zu tun haben – beteiligen, können vielleicht Antworten, oder zumindest Annäherungen gefunden werden auf die vielen Fragen, die psychische Krankheiten aufwerfen. Eine Krankheit wie die Schizophrenie bringt nämlich zurzeit noch so viele Belastungen mit sich, dass es nur sehr schwer möglich ist, sie auszuhalten und zu stemmen. Wenn jetzt etwa wenigstens die Stigmatisierungen abnehmen würden, wäre das ein Fortschritt, der Betroffenen ihr Leben erheblich erleichtern könnte. Das wäre ein Anfang, der vieles in Bewegung bringen könnte.

Und ich gehe noch ein bisschen weiter: Es gehört ein frischer Wind auch in die Praxen der niedergelassenen Psychiater und in die Kliniken. Dort haben sich Verhärtungen eingenistet, zumindest teilweise, die ebenfalls kontraproduktiv für den Heilungsprozess sind, oder um es anders zu formulieren, in den Prozess, der sich in Richtung Heilung bewegen könnte.[2] Ein frustrierter Psychiater wird wohl kaum in der Lage sein, mit einem ebenfalls frustrierten Patienten Perspektiven zu erarbeiten. Viele haben angesichts der Schwere der Krankheit und der Anfälligkeit für Rückschläge, die Menschen mit Psychosen aufweisen, kapituliert. Das darf nicht sein. Psychisch Kranke sind nicht der Bodensatz der Gesellschaft, den man aussondern darf.

Ich bin Historikerin. Psychisch Kranke waren die erste Opfergruppe, die von den Nazis zu Versuchszwecken vergast und entsorgt wurden. Es wäre meine große Hoffnung, dass auch diese »Gruppe« eine Chance bekommt, alte, miefige Vorstellungen über sich in die Mottenkiste der Geschichte zu verbannen. Was, wenn die Forschung mehr Mittel ausgibt, um Medikamente zu entwickeln, die kaum noch Nebenwirkungen haben, wenn endlich allgemein anerkannt wird, dass Psychotherapie doch einen Beitrag zur Verbesserung der Krankheit leisten kann, wenn psychisch Kranke dann eine Perspektive bekommen und sie die Tabletten weniger ablehnen, wenn die Gesellschaft mit Psychosen umgeht wie mit Diabetes? Und sich die Betroffenen in deren Mitte fühlen? Und das alles im Vergleich zu Zwangssterilisierungen und Elektroschocks als Behand-

---

2  Ich bin so vorsichtig, weil etwa Schizophrenie von einigen als unheilbar angesehen wird.

lungsmethode noch vor gar nicht allzu langer Zeit? Wie schön wäre das?

Das ist wahrscheinlich viel zu hoch gegriffen. Im Moment noch. Das heißt aber nicht, dass es nicht irgendwie losgehen oder weitergehen muss. Der Schriftsteller Thomas Melle hat es vor zwei Jahren mit seinem Roman »Die Welt im Rücken« ganz mutig vorgemacht (und andere, etwa Dorothea Buck, haben das früher auch schon getan). Er hat mit seinem Namen zu seinem seltsamen Verhalten während seiner Psychose gestanden und es zu erklären versucht. Ich möchte jetzt das Thema journalistisch und unter Beteiligung einiger Leidtragender und Beobachter anpacken. Ich habe mich dazu entschlossen, aber noch ein wenig Angst.

Was wird diese Veröffentlichung für meinen weiteren beruflichen Weg bedeuten? Was, wenn ich wieder meinen Job verliere, was, wenn Personaler mich, wenn ich mich künftig bewerbe, aussondern? Was, was, was ...?

Aber es hat keinen Zweck. Angst überwinden. Meine Geschichte erzählen. Hier ist sie.

# Kapitel 2

# Der Hintergrund

Es ist Montag, der 27. November 2017. Vor fast genau zwei Jahren, am 24. November 2015, ebenfalls einem Montag, bin ich in eine psychiatrische Klinik in der Kölner Südstadt zwangseingewiesen worden. Es ist mieses Wetter wie wahrscheinlich damals auch, bedeckter Himmel und Regen, heute Morgen bin ich auf dem Weg von meiner neuen Arbeitsstätte zum Auto jedenfalls nass geworden. Ich will mich aufmachen zu der ersten Station meiner Reise in die Vergangenheit und zu Orten, die besonders mit meinem Wahn in Verbindung stehen. Mir ist mulmig zumute. Wobei das überhaupt nur einen Bruchteil dessen ausdrückt, was ich empfinde. Ich möchte zu Fuß gehen, was möglich ist, weil meine alte und meine neue Wohnung nur wenige Kilometer entfernt sind.

Doch ich zögere. Ich will nämlich versuchen, meine Nachbarn in meiner alten Wohnung zu befragen. Meine alte Wohnung ist zwangsversteigert worden. Die Nachbarn, die heute noch eine Etage unter ihr leben, haben sie ersteigert.

Ich begebe mich gedanklich zurück in meine alte Wohnung. Ich schäme mich. Meine Nachbarn waren diejenigen, die von meinem Wahn am meisten und dauerhaft und unmittelbar betroffen waren. Sie haben mich am Fenster gesehen, wenn ich getanzt habe, sie haben mich gehört, wenn ich die Musik laut gemacht habe. Sie haben mich am Briefkasten und im Aufzug getroffen und waren dabei, wenn ich aus seltsamen Gründen wertvolle Dinge in den Abfall geworfen oder als Sperrmüll vor die Tür gestellt habe.

Ich habe sie beschimpft und angepöbelt. Einer Nachbarin – die, die im Stockwerk über mir gewohnt hat – habe ich schon so etwas wie eine Entschuldigung gegenüber aussprechen können. Ich habe sie bei meinem Zahnarzt zufällig getroffen. Die Nachbarn, die meine Wohnung ersteigert haben, habe ich ebenfalls bereits nach dem Klinikaufenthalt gesprochen und ihnen mein Bedauern ausgedrückt. Sie waren verständnisvoll. Das ist aber rund anderthalb Jahre her. Ich wühle im Staub, der sich gnädig auf meine Erinnerungen gelegt hat.

Unter dem Staub liegt eine wunderschöne, etwa 70 Quadratmeter große Eigentumswohnung, die ich im Herbst 2012 bezogen und gekauft hatte. Ein Loft mit zwei gegenüberliegenden Fensterfassaden, einem Balkon, einem Schlaf- und Badezimmer und einem riesigen Wohnküchenbereich. Es war die als verdient empfundene Krönung nach einer Zeit von Anstrengungen, die ich hinter mich gebracht hatte, seitdem ich 2010 nach Köln gekommen war. Ich glaubte mich beruflich einigermaßen fest im Sattel, ich hatte erste Kontakte und sogar ein paar Freundschaften geknüpft. Ich war fast so etwas wie glücklich und zufrieden. Das kannte ich bislang eigentlich nicht.

Mein altes Leben, mein alter Arbeitsplatz, lagen bleiern, aber überwunden, so schien es, hinter mir. Denn ich hatte schon vier Psychosen erlebt. Und krank werden und wieder zurück kommen mit dem Etikett, dass man nicht alle Tassen im Schrank hat, ist nicht schön. Zumindest kam mir mein Leben damals nicht schön vor. Ich wollte nicht, dass mich jemand schräg anguckt. An meinem Verstand zweifelt, auf den ich doch so stolz war, der mich in meinem Leben schon so oft gerettet hat. Der mich in der Schulzeit zum altklugen Liebling der Lehrer gemacht und später eine Eins im Examen hat einkassieren lassen. Der war nur noch halb so viel wert mit der Diagnose

»schizophren«. Ich glaubte mich insgesamt nur halb so viel wert.

Aber in Köln nahm mein Selbstbewusstsein Fahrt auf. Ich machte gegenüber Menschen, denen ich wirklich näherkam, keinen Hehl daraus, dass etwas massiv Verstörendes in meinem Leben passiert war. Ich deutete sogar an, dass ich psychisch krank gewesen war. Meistens wollten meine Gegenüber aber gar nicht auf die ganz heiße Fährte aufspringen und sich lieber mit etwas so Diffusem wie »Burnout« abspeisen lassen, so dass ich gar nicht in Verlegenheit kam zu sagen, ich sei mit einer anderen Diagnose behaftet, nämlich »schizophren«. Viele wollten gar nicht mehr wissen. Und ich wollte erst recht nicht mehr erzählen.

Es war und ist eben alles peinlich. Ich drücke das jetzt so diffus und allgemein aus, wie ich diesen Wust aus bewussten und unbewussten Gedanken und Gefühlen nur ganz vage anpacken wollte. Ich mochte ihn gar nicht näher beschreiben. Denn als Nebel ist er angenehmer, weil ohne Schärfe und Unerbittlichkeit. Er ist mit Scham behaftet, mit Angst und dunklen Ecken. Mit unglaublicher Schwere. Und es war und ist ein Kampf, sich diesem Wust zu stellen.

Was muss ich hinnehmen und akzeptieren und in welchen Beziehungen lohnt es, sich zu wehren und aufzubegehren? Es ist nicht nur ein Kampf mit dem Außen natürlich, sondern ein großer Kampf mit sich selbst. Dass ich spüren musste, mir eingestehen musste, ich bin nicht normal. Ich meine: Was ist schon normal? Aber das, was ich mache, wenn ich psychotisch bin, ist schräg, ist bizarr, ist abstoßend vielleicht sogar. Freundlich und gütig betrachtet ist es möglicherweise lustig, aber es ist einfach neben der Spur, nicht im Lot, nicht im Durchschnitt, nicht in der Gesundheit, nicht im Maß und nicht in der Welt, die die Allgemeinheit im Konsens als »wahr« und »real« auffasst. Da kann man jetzt über die Relativität dieser Sichtweise lange diskutieren, es ändert nichts an der Tatsache, dass meine Welt, wenn ich irre bin, eben nur meine ist. Und das ist traurig. Da bin ich dann kaum noch herauszuholen. Das gehört zum Krankheitsbild.

Doch zurück zu meiner schönen Wohnung und zu den Anfängen dessen, was zu dieser letzten, langen Psychose, zu diesem letzten fast zweieinhalb Jahre dauernden Ausnahmezustand geführt hat. Ich lebe also zum ersten Mal in meinem Leben eine Postkarten-Vorstellung meiner selbst. Ich wohne in dieser schicken Wohnung, habe einen schicken Arbeitsplatz und habe schick abgenommen, weil ich mich dazu durchringen konnte, viel Sport zu machen und weil ich die Tabletten, die ich regelmäßig und dann wieder unregelmäßig zu mir genommen habe, schon auf ein Minimum reduziert habe. Ich fühle mich fast so wie mit Anfang/Mitte Dreißig vor meiner ersten Psychose, als mein Leben noch eine normale Zukunft zu haben schien und mit lauter Möglichkeiten ausgestattet war. Ich habe Perspektiven. Ich will Coach werden. Ich will noch ganz viele Sachen ausprobieren. Tanz. Malen. Musik. In meiner neuen Wohnung hat mein schwarzlackiertes Schimmel-Klavier einen wunderbar kitschigen Platz bekommen vor einer magentafarbenen Wand, die von zwei Kerzen nachahmenden Kronleuchtern erhellt wird. Ich bin endlich der von mir als so beengend empfundenen Umklammerung durch meine Familie und später durch meinen früheren Lebensgefährten entronnen. Glaube ich. Hoffe ich. Jetzt kann ich noch einmal ganz neu anfangen und habe Chancen wie andere auch. Was andere nicht elektrisiert, weil es normal für sie ist, bringt mich in Hochstimmung. Ich habe sowieso eine Sonnenkind-Seite und dieses Sonnenkind grinst zu dieser Zeit breit von einer Backe zur anderen.

Doch eine andere Seite schleicht schon langsam um die Ecke. Wo hört die Hoffnung auf und fängt die Selbstüberschätzung an? Ich hatte lange Zeit nichts mehr mit Psychosen zu tun gehabt, hatte mich in Büchereien von Literatur über alle möglichen Krankheiten gestürzt, wollte selbst Coach werden und dachte, schon allein das mache mich gesund. Noch heute glaube ich, und werde darin von gutmeinenden Psychiatern und Therapeuten unterstützt, dass grundsätzlich nichts dagegen einzuwenden ist, Tabletten abzusetzen beziehungsweise auszuschleichen. Den angeblich so typischen Verlauf der Krankheit »Schizophrenie«, den gibt es nämlich kaum, die Übergänge zu anderen psychischen Krankheiten sind fließend, und wer es geschafft hat, nach einer Psychose tablettenfrei zu sein, der wird alles dafür tun, dass bloß niemand etwas von vergangenen Diagnosen erfährt. Sprich: Der hängt das nicht an die große Glocke, so dass öffentlich nicht am Schizophrenie-Unheilbarkeits-Dogma gerüttelt wird. Der hält vielleicht lieber seinen Mund und freut sich, dass er endlich normal leben kann.

Die andere Seite schleicht sich also heran. Was heißt das genau? Das bedeutet, dass die Leichtigkeit langsam, aber zunehmend, von Hindernissen beschwert wird. Ich finde keinen Psychiater in Köln, mit dem ich mich verstehe, dem ich vertraue, mit dem ich mich hätte einigen können, dass wir gemeinsam die Tabletten ausschleichen, was dann eine ständige engmaschige Konsultation notwendig gemacht hätte. Mein ehemaliger Psychiater verschreibt mir im August 2012 die letzte Großpackung »Abilify«, die ich dann bis zum Frühjahr 2013 so zu mir nehme, dass ich nur noch mit geringsten Dosen auskomme. Ich bin in die schöne, neue Wohnung umgezogen, aber das Haus ist noch nicht fertig, ein einziger Krach, den ganzen Tag lang. Ich bin genervt.

Bin ich nervöser als das andere in meiner Situation gewesen wären? Ich weiß es nicht. Hinzu kommt finanzieller Druck. Ende des Jahres zeichnet sich ab, dass ich die teure Coaching-Ausbildung zumindest unterbrechen muss, ich habe kein Stipendium von der privaten Hochschule, an der ich studiere, erhalten. Ich kann mir die Studiengebühren nicht leisten, komme schon mit den Raten für die Wohnung leicht in die Bredouille. In genau dieser Situation entschließt sich mein Arbeitgeber, mich weniger einzusetzen, das heißt, mich weniger zu bezahlen. Ich habe zwar einen Vertrag und bin eigentlich fast jeden Tag dort, aber ich werde nicht immer gleichmäßig eingeteilt. Das macht mich ebenfalls nervös und genervt. Ich versuche verzweifelt, an Geld heranzukommen, bin aber erfolglos beziehungsweise weiß nicht, wie.

In dieser Situation treffe ich auch noch einen Mann. Könnte ja eine gute Sache sein, die mich stabilisiert. In meinem Fall ist das eher ein riskantes Unterfangen. Ich falle einem Hai in die Hände, damit meine ich, er sieht mich, er beißt zu, er reißt ein Stück raus und verliert dann sofort das Interesse. Ich kann gar nicht so schnell denken, geschweige denn fühlen wie er, ohne Ehering, von »verliebt« auf »bin verheiratet« auf »schlechtes Gewissen« und schließlich auf »wir müssen das beenden« umschaltet. Ich will es nicht kapieren. Der Mann hat wahrscheinlich selbst jede Menge Probleme, aber auch dafür habe ich keine Kapazitäten in dieser Zeit. Unterm Strich fügt es meiner schönen neuen Welt einen weiteren Todesstoß zu. Wenn das schon wieder nicht klappt, sind meine Hoffnungen auf eine zu meiner neuen Existenz passenden Beziehung dann nicht zu erfüllen? Wie lange soll ich noch auf einen stabilen, aber gleichzeitig mir Freiraum lassenden Partner warten? Mit 47 Jahren?

Ich klaube mein letztes Geld zusammen und fahre über Ostern nach Frankreich in die Normandie. Ich tagträume, dass alles ein gutes Ende nehmen, dass da noch jemand anderes kommen wird. Ich kehre zurück, aber da sind nur all die fiesen Probleme, die vorher schon da waren, nur drängender. Noch weniger Geld, weniger Arbeit, meine Bitten, dies doch zu ändern, ohne Wirkung. Der Lärm der Handwerker, die ununterbrochen, auch mittags, an meinen Nerven sägen, erscheint mir lauter. Ich will mich nicht geschlagen geben. Ich nehme Urlaub, um mit dem Urlaubsgeld operieren zu können, zermartere mir den Kopf, wie ich meinen Verbindlichkeiten nachkommen könnte. In der Zwischenzeit habe ich meine Tabletten komplett abgesetzt. Ausgerechnet.

Doch halt, ich wollte doch auch meine Nachbarn zu Wort kommen lassen. Während meiner gedanklichen Reise in meine Wohnung und in die damalige Zeit ist eine Mail eingetrudelt: Mein Nachbar sei zeitlich sehr eingebunden. Unabhängig davon habe er dieses Thema abgeschlossen und möchte es dabei belassen. Ich bin in allem, was die Wohnung betrifft, auf meine Erinnerungen angewiesen. Ich mache mich also auf in die Südstadt, um sie aufzufrischen. Ich nehme meinen Regenschirm und den Mantel, atme tief durch und laufe über die Südbrücke.

Kapitel 3

# Der Anfang

Ich stehe also vor meinem alten Haus und blicke in den zweiten Stock. Nichts zu erkennen. Ich habe ein Aufnahmegerät mitgenommen, damit ich alles, was mir einfällt, hineinsprechen, festhalten kann. Ich befinde mich in der Zwickmühle, dass ich einerseits beschreiben will, wie die Wohnung aussah, auf der anderen Seite finde, ich sollte den Wunsch der Nachbarn nach Ruhe und ganz sicher auch nach Anonymität respektieren.

Es gibt eine kleine Seite in mir, die beleidigt ist, weil sie, die Nachbarn, wohl eigentlich nicht mit mir reden wollen. Eine Seite, die mault, weil da irgendwie doch wieder dichtgemacht wurde. Der Schmerz durch diesen Stich lässt nach, ich atme tief durch und lehne mich mit dem Rücken an eine Mauer. Ich beschließe, mich zu freuen, statt traurig zu sein. Auf dem Weg habe ich einige Leute getroffen, die mir bereitwillig Auskunft erteilen wollen.

Ich friere und mein Blick fällt auf den Bürgersteig, wo ich im Sommer 2013 auf jemanden gewartet hatte, den es nicht gab. Der Wahn von damals ging in etwa so: Ich sollte einen Mann haben, von dem ich getrennt gelebt habe, weil irgendwelche widrigen Kräfte uns auseinandergebracht hatten. Dieser Mann hatte mutmaßlich die amerikanische Staatsangehörigkeit, und ich sollte vor der Tür draußen in der Mittagshitze auf ihn warten. Er würde mich abholen, wir würden in die USA auswandern und ein ganz neues Leben beginnen. Ich erinnere mich noch genau, wie ich vor der Tür auf und ab gegangen bin mit meiner Tasche. Ich erinnere mich noch daran, wie ich mit einem Kölner Immobilienbüro Kontakt aufgenommen hatte, um meine Eigentumswohnung zu verkaufen.

Mir wird zu kalt und ich laufe zu einem Café, wo ich meine weiteren Gedanken leise in das Aufnahmegerät spreche. Im Prinzip war diese Traum-Mann-Geschichte im Wahn ein Weiter-Spinnen dessen, was vorher im noch normalen Zustand passiert war. Ich hatte mich von diesem Mann, den es tatsächlich gab, der verheiratet war und mich wohl loswerden wollte, nicht lösen können. Es gab aber eine Zeit, in der ich plötzlich glaubte, er wolle tatsächlich doch etwas von mir. Da war ich schon verrückt. Das war im Juni 2013.

Denn auf der einen Seite schlich sich der Wahn langsam heran. Auf der anderen Seite brach er in den letzten Mai- und ersten Junitagen ganz heftig in mein Leben ein. Ich verbrachte im Mai eine Woche im Dienst, in der ich selbst merkte, dass ich kaum noch in der Lage war, meine normalen Aufgaben zu erfüllen. Ich fühlte mich absolut gestresst und von allem überfordert. Ich konnte keine Entscheidungen mehr treffen, keine Prioritäten mehr setzen, die Kollegen waren ratlos. Ich führte das Ganze auf den Stress der vergangenen Monate zurück und glaubte mich nur urlaubsreif. Da ich ja sowieso aus Geldgründen Urlaub beantragt hatte, wollte ich mich einfach in ihn hinüberretten.

Mit Ach und Krach erreichte ich die nächste Woche. Aber der Stress ließ nicht nach. Er war in meinem Kopf. Ich fing schon an, mir krude Sachen auszudenken. Ich flog nach Berlin, einerseits um den Mann zu treffen, der in Berlin wohnte, und andererseits eine Freundin und Kollegin – ich nenne sie einfach mal Sarah. Sarah kannte mich noch aus Köln, wir hatten in meiner damaligen Mietwohnung in der Nähe der Altstadt sogar immer mal wochenweise zusammengewohnt. Sie war auch so ein Mensch, dem ich von meiner Krankheit zwar etwas anvertraut hatte, die schrillen und ganz krassen Seiten waren aber eher unerwähnt geblieben. Denn das Groteske und das Anmaßende verblasst mit der Zeit, man möchte es ja auch so gerne vergessen.

Ich drücke an meinem Aufnahmegerät auf Pause und bezahle meinen Cappuccino. Jetzt müsste ich eigentlich nach Berlin fahren, um all die Orte aufzusuchen – das Luxushotel, in dem ich mich in Erwartung eines Treffens mit jenem Mann einquartiert hatte und wo ich hinausgeworfen wurde, weil meine EC-Karte schon erste Mucken gemacht hatte; den Platz in Mitte, wo ich mit Sarah verabredet war, von wo aus wir dann essen gegangen und wo wir dann gemeinsam shoppen gewesen waren; den Flughafen in Tegel, wo ich im Wahn auf den Flieger gewartet hatte – schon völlig aufgelöst.

Ich verlasse das Café und wandere in Gedanken meinen Weg zurück von der Südstadt diesmal über die Severinsbrücke in den Osten Kölns, an den ich mich irgendwie nicht gewöhnen mag. Ich bleibe in meiner Fantasie in Berlin hängen und erlebe einen Nachhall der Empfindungen, die mich an irgendeinem Gate damals überfallen haben.

Ich war unglaublich aufgeregt und habe mich schon sehr verfolgt gefühlt auf diesem Trip im doppelten Sinne. Ich war noch der Auffassung, der Mann, den ich hatte treffen wollen, sei »gut«, liebe mich und sei nur von irgendwelchen widrigen Mächten davon abgehalten worden, mich zu sehen, denn außer einem Telefongespräch war nichts zustande gekommen. Ich interpretierte die missglückte Kartenzahlung nicht als Ausdruck meiner prekären finanziellen Situation, sondern als einen Anschlag auf meine Person. Ich fing bereits an, alles, was ein Mensch irgendwie an Verhalten oder durch sein Aussehen zeigen kann, sei es ein herunterhängender Mundwinkel, eine Aufschrift auf einem T-Shirt oder der Konsum eines Getränkes einer bestimmten Marke, zu interpretieren, falsche Zusammenhänge herzustellen und in einer Art seltsamer Extrem-Empathie abzuwägen, ob es sich hier um ein mir freundliches oder feindliches Gegenüber handelte.

So saß ich in meinem Schalensessel aus Plastik, wartete auf den verspäteten Flieger und sah Analogien zwischen einem Teenager-Jungen und dem Sohn des von mir mittlerweile fast verehrten Mannes, obwohl ich gar nicht wusste, wie der Junge aussah. Dieser Sohn oder dieses Sohn-Double wurde von mir ebenfalls als Opfer angesehen, und ich zeigte mich von meiner Schokoladenseite: lächelte freundlich, bot einen Platz neben mir an, sagte irgendetwas Banales, Zuvorkommendes, glich das, was ich von dem Sohn wusste, mit seinem Verhalten ab und konstruierte daraus neue seltsame Informationen.

Jeder der Anwesenden wurde von mir klassifiziert. Alle Menschen wurden danach eingestuft, ob sie irgendwem, den ich einmal gekannt hatte, ähnelten und welche Geschichte ich mir zu diesem ähnlichen Mann oder zu dieser ähnlichen Frau gestrickt hatte. Wenn noch kein Gespinst vorlag, wurde es einfach schnell konstruiert. Der da sah aus wie ein öffentlich bekanntes Gesicht, wie der ehemalige Deutsche Bank-Co-Vorstand Anshu Jain. Der musste doch irgendetwas mit dieser bösartigen Attacke auf mein Bankkonto zu tun haben. Mit allen Poren meiner Haut und allen meinen Sinnen spürte ich körperlich in dessen Nähe seine Schlechtigkeit. Dieser Mann hatte garantiert noch wesentlich Schlimmeres zu verantworten, mutmaßte ich. Der und ein paar andere hatten mein Konto leergeräumt oder mit irgendwelchen elektronischen Tricks eine Transaktion verhindert. Mein völlig durcheinander gekommener Botenstoffhaushalt schickte mich auf Achterbahnen von Empfindungen, Gefühlen und Eindrücken. Alles übersteigert, verzerrt, wie auf Dope eben.

Und es ging immer weiter. Da saßen Terroristen, glaubte ich. Menschen, die als Selbstmordattentäter in das Flugzeug steigen und es zum Absturz bringen wollten. Ich alleine, wähnte ich, würde diese grausame Aktion verhindern können. Kraft meiner Gedanken. Wenn ich mich darauf konzentrieren würde, im Flugzeug an nichts anderes zu denken als daran, dass die Maschine heil ankommen würde, dann würde alles gut gehen. Und deshalb tat ich das dann auch.

Ich saß auf meinem Sitz, beobachtete das meiner Meinung nach überflüssige Gebaren der Stewardessen, die die Sicherheitsvorschriften mit ihrem Tanz erläuterten, beobachtete einige mir sehr verdächtige Gestalten, atmete tief durch und dachte konzentriert, dachte wie eine Besessene daran, ich könne den Flieger in der Luft halten. Interpretierte jeden zuckenden Augenwinkel meiner Verdächtigen als einen Versuch, meine guten Absichten zu durchkreuzen. Kam schweißgebadet, aber heil in Köln an. Das war eine Art Ouvertüre zu dieser grausam tragikomischen Oper, die meine Psychose darstellte. Eine Ouvertüre mit einem Paukenschlag.

Als ich an diesem Gedanken festhänge, bin ich bei mir zuhause angelangt. Ich gehe die Treppen hoch, gelange in die Wohnung und google »Ouvertüre mit Paukenschlag« – Komponist Richard Wagner, Werk verschollen. Das passt.

Ich nehme mir vor, Sarah anzurufen und sie zu meinem restlichen Aufenthalt in Berlin zu befragen.

# Kapitel 4

# Sarah

Sarah. Ich erinnere mich noch daran, wie ich sie kennengelernt hatte, nach wenigen Tagen an meinem neuen Arbeitsplatz in Köln. Ich fand sie auf Anhieb sympathisch, eine hübsche, kecke, freche, lustige, aber auch ganz schön tiefgründige und sensible Frau, ein paar Jahre jünger als ich. Ich erinnere mich daran, wie ich sie, weil ich sie so außergewöhnlich nett fand, mit meinem VW Beetle Cabrio, den ich damals besessen habe, innerhalb von Köln an den Rudolfplatz mitgenommen habe. Ein paar Mal. Da haben wir uns schon ein bisschen beschnuppert und uns erzählt, wie es kam, dass wir dort an diesem neuen Arbeitsplatz gelandet sind.

Und so haben wir, Kolleginnen, uns langsam angefreundet. Sie pendelte zwischen Berlin und Köln, und in ihren Köln-Wochen sind wir öfter abends zusammen ausgegangen und haben in meiner Lieblingskneipe in der Kölner Südstadt einen dort legendären Salat mit Pute und Chilisauce gefuttert. Natürlich gab es nicht immer nur Mango-Schorle dazu, sondern auch öfter mal ein oder zwei Glas Wein, und dabei konnten wir ganz trefflich ratschen. Über den Job, über andere Kollegen, über das Leben allgemein. Die Männer, die Frauen und wie schwer das zusammengeht. Auch über meine Krankheit. Aber das stand nicht so im Mittelpunkt. Ich habe es angedeutet, weil es zu meinem Leben gehörte. Weil es erklärte, warum ich jetzt hier in Köln war, in der Situation, in der ich eben war. Wir haben es nicht ausgeklammert, aber auch nicht in den tiefsten Tiefen gebohrt. Ich wollte nicht, dass sie Angst vor mir bekommt, dass sie so reagiert, wie ich das schon erlebt hatte. Also erzählte ich gerade genug, um sie verstehen zu lassen, dass ich Schwieriges erlebt hatte. Schließlich war ich zu dem Zeitpunkt selbst der Meinung, alles im Griff und unter Kontrolle zu haben. Ich lebte in der Illusion, dass eine endgültige Heilung für mich möglich sei – in der Illusion, noch nicht im Wahn.

Wir haben dann später sogar eine Zeitlang zusammengewohnt. Für ein halbes Jahr oder so kam sie regelmäßig etwa eine Woche im Monat zu mir, wenn sie in Köln Dienst hatte. Das hat uns noch mal ein bisschen mehr zusammengeschweißt. Dann ist sie vollständig nach Berlin gezogen, und wir hatten zwar immer noch Kontakt, aber es wurde komplizierter. Mails, Telefongespräche, auch bei ihr ist nicht immer alles einfach im Leben. Ich hatte mich sehr auf das schon lange geplante Wiedersehen in Berlin gefreut, aber da war ich ja schon wahnsinnig. Und von daher ist es dann ganz anders verlaufen als die bisherigen Treffen mit ihr.

Wir haben uns seit dieser Zeit nicht mehr gesehen. Sie ist, während ich psychotisch vor mich hingedämmert bin, zweimal Mama geworden und weiß mit ihren beiden lebhaften Jungs manchmal nicht, wo ihr der Kopf steht. Nachdem ich aus der Klinik entlassen worden bin, habe ich natürlich auch mit ihr Kontakt aufzunehmen versucht, wir haben am Telefon die wichtigsten Neuigkeiten ausgetauscht, mir fehlte aber das Geld, sie in Berlin zu besuchen, ihr vielleicht die Zeit für ein Treffen in Köln.

Deshalb ist es ein wenig komisch, dass wir uns jetzt in Mails über meine Krankheit unterhalten. Denn sie ans Telefon zu bekommen, klappt nicht. Es gibt keine Möglichkeit von Blickkontakt, die Stimme zu hören oder sich auch einmal zu umarmen, um sich auch noch auf anderen als den rein gedanklichen Ebenen zu verständigen. Ich lese die Antworten auf meine Fragen und bin geschockt. Ist das die Frau, die ich kenne? Von dem, was sie schreibt, fühle ich mich verurteilt.

Auf der einen Seite kann ich einen Teil ihrer Urteile schon verstehen und annehmen. So etwas wie: *Du hast die Krankheit sehr verharmlost. Hast davon geredet, dass es kein Problem ist, die Tabletten abzusetzen. Dass du angeblich gar nichts merkst, außer, dass du danach abnehmen konntest, was du fleißig gemacht hast. Auffällig war allerdings, dass du jeden Kontakt zu Menschen aus deiner Vergangenheit abgebrochen hast.*

Jetzt fängt es an, schwierig zu werden. Denn ich habe nicht jeden Kontakt zu Menschen aus meiner Vergangenheit abgebrochen, sondern erst, als ich psychotisch war. Es stimmt, dass dann, aber erst dann *alle anderen dir irgendetwas getan (haben), weshalb du den Kontakt abbrechen musstest.* Und es stimmt ebenfalls: *Sie haben dich auch nie verstanden in dem, was du wolltest. Am schlimmsten waren in deinen Erzählungen deine Eltern. Die haben gar nichts gecheckt und wollten dich einfach nur kontrollieren.* Ein sehr wunder Punkt. Ich hatte und habe Gründe für ein ambivalentes Verhältnis meinen Eltern gegenüber, warum ich sie auf der einen Seite natürlich liebe, auf der anderen Seite aber – gerade, während ich psychotisch war – nicht nur Abstand von ihnen suche, sondern sogar schlimmer, mich von ihnen verfolgt fühle. Ob Sarah das verstehen kann, ob sie das verstehen will?

Ich frage sie in einer E-Mail, ob sie mit mir reden will. Ich habe ein ungutes Gefühl. Ich befürchte, dass es zu viel Zeit und Aufmerksamkeit brauchen würde, um unser Verhältnis wieder ins Reine zu bringen. So ist mir das mit einer anderen Freundin passiert, die den Kontakt zu mir abgebrochen hat, weil sie sich gekränkt gefühlt hat von Äußerungen, die ich während der Psychose gemacht habe.

Ich besinne mich darauf, wie sie die Zeit in Berlin dargestellt °hat: *Du warst sehr, sehr komisch. Erstmal warst du normaler-*

*weise top gepflegt, aber an dem Tag kamst du an und sahst aus,*
*als wärst du gerade aus dem Bett gefallen. Das war schon sehr*
*untypisch. Und du wirktest die ganze Zeit, als würdest du ver-*
*folgt. Immer, wenn wir uns unterhalten haben, hatte ich das Ge-*
*fühl, du guckst nach links und rechts, links und rechts. Ich habe*
*dich dann auch noch irgendwann gefragt: Sag mal, suchst du*
*jemanden oder verfolgt dich jemand? Nö, alles gut, alles gut.*
*Du warst komplett unaufmerksam, normalerweise hörst du ja*
*sehr gut zu, du warst total unaufmerksam und total durchein-*
*ander und hast zu sehr früher Stunde, wir haben uns vormittags*
*getroffen, auch direkt  Alkohol eingeworfen, das fand ich auch*
*krass, in einem Wahnsinnstempo hast du dir da drei alkoholi-*
*sche Getränke reingekippt und warst auch relativ angetrunken.*

An all diese Begebenheiten erinnere ich mich auch. Wir waren zuerst in einer Kneipe, wo man draußen auf Bänken sitzen
konnte, und ich weiß noch ganz genau, dass ich mich ständig
umgeguckt habe. Das deshalb, weil ich schon glaubte, Informationen in den Gesichtern anderer Menschen ablesen und daraus irgendwelche Schlüsse ziehen zu können. Außerdem war
ich aufgeregt, weil ich mich ja mit diesem Mann treffen wollte,
den ich dann doch nicht getroffen habe und dessen Bild sich
immer mehr von der Realität abgelöst hat. Ich war eigentlich
überhaupt nicht wirklich mit Sarah im Gespräch, sondern völlig abgelenkt von allen möglichen Sinneseindrücken, die ich interpretieren und zu einem Wahn spinnen konnte. Aber: Ich war
noch nicht so weit, diesen Wahn der Außenwelt gegenüber zu-
zugeben. Damit meine ich, dass ich Sarah gegenüber nicht eingestehen mochte, was sich Krudes in meinem Kopf abspielte,
weil es da noch irgendwo einen Rest Verstand gab, der sich sicher war, dass er dann für verrückt erklärt werden würde. Und
das war ja nun das Letzte, was ich wollte.

Ich habe das Gefühl, dass sie die Zeit vor und während der
Psychose in einen Topf wirft und vom bösen Ende aus betrach-

tet, dass sie alles als Symptom bewertet – auch die Zeit davor. Das tut mir weh. Warum schreibe ich das? Warum lasse ich das hier nicht einfach weg? Weil es ein Beispiel ist für das Gift, das diese Krankheit in viele meiner Beziehungen streut. Ich lese ihre Antwort-Mail. Ich greife zum Handy, aber sie geht nicht dran. Ich verbiete mir, das irgendwie zu interpretieren, aber ich schaffe es nicht, daran zu glauben, dass sie ein großes Interesse hat, mit mir die Sache aus der Welt zu schaffen, was mir doch sehr wichtig wäre. Das seien keine Anklagen, schreibt sie, das seien ehrliche Einschätzungen ohne Bewertung. Ich empfinde es anders. Für mein Gefühl werden hier Einzelheiten aus meinem Leben durcheinandergebracht, was natürlich nachvollziehbar ist, aber sie werden in einer bestimmten, für mich ungünstigen Weise wieder zusammengesetzt. Das macht mich traurig.

Ich gehe eine Runde spazieren. Ich halte mir vor Augen, dass es wahrscheinlich eine ganz normale Reaktion ist, Ereignisse, Begegnungen, Beziehungen, im Rückblick von einer bestimmten Warte aus zu bewerten. Ich glaube, dass Sarah im Moment einfach keinen Kopf für irgendwelche Differenzierungsfeinheiten hat. Ich schreibe diese Sätze auf und spüre, wie der Verletzungsschmerz vergeht. Langsam kann ich innerlich davon ablassen, Sarah zu einem bestimmten Bild von mir zu bewegen oder zu mehr Kontakt oder mehr Verständnis. Ich nehme mir fest vor, trotzdem verletzlich zu bleiben und nicht zu verhärten. Hoffentlich gelingt es mir.

# Kapitel 5

# Friesenplatz

Es ist ein Sommertag, Juni oder Juli 2013. Ich bin auf der Suche nach meinem Mann, den es ja nicht wirklich gibt, denn jener Mann, mit dem ich diese Blitzaffäre hatte, ist mittlerweile schon ausgeschieden. Ich erinnere mich nicht genau, warum. Wahrscheinlich hatte er sich irgendwie nicht so verhalten, wie mir das genehm war oder wie ich mir meinen angeblichen Mann so vorgestellt hatte.

Jedenfalls wähne ich ihn irgendwo in einem Zusammenhang mit dem Kölner Friesenplatz. Diesen Mann. Dieses seltsame Konstrukt, das mich märchenhaft aus allen meinen Problemen herausretten soll. Den ganzen Tag habe ich schon auf ihn gewartet, in der heißen Sonne bin ich in einem hellblauen seidenen Etuikleid auf dem Platz hin- und her gewandert. Oder soll ich besser sagen, gestakst? Ich habe höhere Schuhe an. Ich habe den Tauben zugeschaut und versucht, in den Ellipsenbahnen, auf denen sie mit ihren wackelnden Körpern und ihren wippenden Köpfchen unterwegs sind, Symbole herauszulesen. Jetzt lese ich Kaffeesatz am Himmel. Ich bin völlig durchgeknallt und glaube daran, dass sich gerade science-fiction-mäßig das Firmament auftut. Fünf Sterne markieren für mich das Tor in eine andere Dimension. Mein Hirn sprudelt über, ich friere zwar, aber meine verrückten Gedanken lassen mich sowohl Hitze als auch Kälte spüren, je nachdem, welcher Film gerade abläuft.

Der Film, der in diesem Moment abläuft, geht so: Mein echter Vater holt mich mit einem Raumschiff ab. Wie ich auf diese Idee gekommen bin, weiß ich heute nicht mehr genau. Ich erinnere mich daran, dass ich für ein paar Tage, vielleicht auch Wochen, regelmäßig auf dem Friesenplatz aufgetaucht bin. Das fing an mit einem Rechtsanwaltsbüro, in dem ein Anwalt tätig war, der mich wegen angeblicher Bauspekulationen im Zusammenhang mit meiner Eigentumswohnung gegen die Bauträgergesellschaft vertreten sollte. Dieser Rechtsanwalt war dann für ein paar Tage »mein Mann«. Nachdem ich das aus irgendwelchen Gründen wieder ausgeschlossen hatte, blieb der Friesenplatz trotzdem als entscheidend wichtiger Ort in meinem Gespinst übrig. Heute verbringe ich die ganze Nacht draußen, ich begegne seltsamen Gestalten.

Ich beobachte, wie die letzten Kneipen an diesem Platz schließen, die Bedienungen Kissen von den Stühlen nehmen und sie verketten. Ich merke, wie ich in meinem Kleidchen fröstele, will aber durchhalten, weil irgendein seltsamer Impuls, mein Mann würde heute hier auftauchen, mich weiter in dieser nun eigentlich auch ein wenig gefährlichen Umgebung ausharren lässt. Es ist Mitternacht und ich ersinne Entschuldigungen, warum er bislang nicht kommen konnte, was ihn daran gehindert hat, mich hier abzuholen.

So gehe ich fast immer mit meinen dauerhaften Einbildungen um. Im Kern gehören dazu schon damals einige feste Elemente: der abstrakte Mann; dass meine Eltern nicht meine richtigen Eltern sind, sondern mich im Alter von drei Jahren in Berlin entführt haben; prominente Verwandtschaften; die Idee, jüdisch zu sein und die amerikanische Staatsbürgerschaft zu besitzen. Egal, was mir in der Realität begegnet und was gegen diese Thesen spricht, es wird einfach nicht zugelassen von dem wildgewordenen Kleinkindanteil in mir, der sich die Welt macht, wie sie ihm gefällt. Es wird nicht zugelassen, weil dann die Probleme in der echten Realität ja angepackt werden müssten, ein harter, glasklarer Blick auf meine Situation notwendig wäre.

Dem kann ich mich offenbar nicht stellen. Zu dieser Realität würde wohl auch eine Einsicht gehören, dass ich schwer krank bin und eingeschränkter leben muss als andere, auch mit Stigmatisierungen und Abwertungen. Ich möchte doch so gerne gefallen und ein Leben haben wie andere auch. Dieser verständliche Wunsch bricht sich massiv Bahn. Er ist kein Wunsch mehr, sondern wandelt sich in ein Gebot an mein Leben und an mich selbst. Und deshalb bleibe ich auf dem Platz. Es ist ein Uhr, und viele Lichter sind schon ausgegangen.

Ich betrachte die hellen Auslagen eines Geschäftes, in dem Leuchten zu kaufen sind. Ich bin abwechselnd mit dem Himmels- und Vaterwahn oder dem Männerwahn beschäftigt. Ich schütze mich vor einem dunklen Menschen in der Nähe, indem ich mich ganz nah an das Licht des Schaufensters heran presse. Mir wird immer kälter.

Es wird zwei und es wird drei Uhr morgens. Es ist unheimlich. Es ist kalt. Es zieht und ich schütze mich vor der leichten, aber kühlen Brise, indem ich Zuflucht in einem Hauseingang suche. Dort kauere ich auf den Stufen und linse auf den Platz, im wahrsten Sinne des Wortes. Denn ich trage harte Kontaktlinsen, auf denen schmierige Ablagerungen die letzten Reste von klarer Sicht trüben. Jetzt glaube ich kaum noch an den Mann, jedenfalls nicht, dass er jetzt kommt, ich will einfach nur den Morgen abwarten. Ich muss auf Toilette. Ich halte ein und warte weiter auf den Stufen. Ich habe Hunger. Ich denke jetzt tatsächlich weniger an meine Wahnvorstellungen als an Urbedürfnisse wie Wärme, Essen, eine Möglichkeit, sich zu waschen. Ich harre trotzdem aus, statt einfach nach Hause zu meiner Wohnung zu laufen. So halte ich durch, bis morgens eine Kneipe mit mexikanischen Spezialitäten aufmacht.

Ich stelle fest, dass die Seitentür der Kneipe, die sich neben dem Hauseingang befindet, offen ist. Ich stehle mich in den Innenraum und nehme instinktiv die Treppen nach unten, die mich zu den Toiletten führen. Ich benutze eine Toilette, betrachte im Spiegel mein müdes Gesicht und fühle mich wie Alice im Wunderland. Diese Kneipe wird mich meinem Vater, Mick Jagger, näherbringen. Ich weiß es. Ich bin zufrieden mit meiner gedanklichen Ausbeute für gestern und heute. Ich spritze mir etwas Wasser ins Gesicht, verlasse den Raum und die Kneipe und laufe langsam nach Hause, den Ring entlang. Seit dieser irren Nacht erscheint mir das Lokal wie ein magischer Ort, den ich öfter aufsuchen muss.

Nach einigen Tagen bin ich wieder auf dem Friesenplatz. Ich sitze draußen an einem Tisch des mexikanischen Restaurants *Si Claro* und beginne erneut meine Spiele. Ich studiere die Speise- und Getränkekarte, und mein symbolsüchtiges Gehirn fängt an, sich auf die Buchstaben zu stürzen. Das »R« und das »B« von »Red Bull« erinnern mich an jemanden mit den Initialen »R« und »B«. Dieser Jemand ist gerade positiv konnotiert. Von daher trinke ich an diesem speziellen Nachmittag, an »R.B.« denkend, eine ganze Reihe von *Red Bull*-Dosen. Kellnerin Jackie macht mich darauf aufmerksam, dass das Zeug auch gefährlich sein kann. Ich lasse mich von ihr dazu überreden, die Rechnung zu begleichen und von einer weiteren Dosis des Aufputschgetränks abzulassen. Ich bin nicht immer unzugänglich. Jackie wird von mir als freundlich gesonnen eingestuft. Schließlich gebe ich bei so viel Nettigkeit auch reichlich Trinkgeld.

Zu Hause blättere ich in einer Biografie über John F. Kennedy. Er erscheint mir gerade als passend für meine »echte Familie«, weil ich in Berlin ja auch herausbekommen habe, dass meine Eltern nicht meine wahren Eltern sind. Ich habe in einem Hotel übernachtet, wo ich die Inspiration hatte, ich sei im Alter von drei Jahren an der Kreuzung vor dem Haus entführt worden –

meine echten Eltern seien Mick Jagger und jemand, von dem ich noch nicht genau wusste, wer er beziehungsweise sie sein sollte. Denn die Mutter habe ich erst später hinzugefügt. Dass Jagger mein richtiger Vater sein sollte, das schien als eine der ersten »Fakten« klar.

Ich blättere also in der Biografie über den amerikanischen Kult-Präsidenten und mir fällt Jackie ein. Das konnte natürlich nur wieder ein Zeichen dafür sein, dass ich Recht hatte: John F. Kennedy muss mein Onkel sein. Wie Mick Jagger und John F. Kennedy zusammenpassen, die dann ja Brüder sein müssten, wie so etwas Unmögliches doch möglich gewesen sein soll, das lege ich mir so zurecht: Auch sie sind entführt worden und in falschen Familien aufgewachsen. Ganz einfach. Meine Sympathie für Jackie steigt um ein Erhebliches an.

Neben Jackie gibt es da noch den dunkelhaarigen Besitzer der Kneipe. Sehr positiv eingeordnet, weil ich ihn aufgrund seines exotischen Aussehens mit Südamerika, Bianca Jagger und schließlich Mick Jagger verbinde. Er ist freundlich und eher erstaunt als genervt, als meine Kartenzahlungen von der EC-Maschine gelegentlich abgewiesen werden, denn ich begleiche meine Rechnungen, auch wenn sie ausstehen, immer.

Und bei einigen meiner Besuche lege ich wieder Warterunden auf dem Friesenplatz ein. Ohne Ergebnis, doch eines Tages mit Aufregung. Zum ersten Mal komme ich mit der Polizei in Kontakt.

Und das begibt sich so: Ich spaziere, wieder an einem Sonnentag, den Platz auf und ab. Vom Sportgeschäft am Lampengeschäft vorbei, dann an dem Second-Hand-Laden und der Shisha-Bar zum mexikanischen Restaurant und wieder zurück. Ich habe, wie immer, wenn ich warte, das hellblaue, kurze Seidenkleid an und beobachte die Tauben. Nach einigen Stunden, nachdem ich sogar die Mittagshitze, es müssen um die 30 Grad gewesen sein, tapfer ertragen habe, sehe ich einen Streifenwagen auf dem Platz, denke mir aber nichts weiter. Die Beamten steigen aus und kommen auf mich zu. Zwei Männer. Sie sprechen mich an und fragen nach meinem Ausweis. Ich gebe ihnen meinen Ausweis, bin aber verschnupft und beleidigt. Ob es verboten sei, sich friedlich auf einem Platz aufzuhalten? Nein, meinen die Beamten leicht hilflos, die Nachbarn hätten sich Sorgen gemacht, was ich denn da treibe und wieso ich kein Wasser trinke. Ich bin empört. Die sollen sich doch um ihren Kram scheren und mich in Ruhe lassen. Seit wann gesetzlich vorgeschrieben sei, wie viel Wasser jemand täglich zu sich zu nehmen habe?

Die Beamten versuchen es noch einmal mit der Sorge. Wenn jemand aber sagt, er sorgt sich um mich, reagiere ich in jedem Fall eigenartig, ob nun psychotisch oder nicht. Ich vermute hinter jeder Sorge die Art von Sorge, die ich von meiner überängstlichen Mutter gewohnt bin, und wehre das ab. Wenn ich psychotisch bin, wehre ich Sorgen um mich noch viel massiver ab.

Die Beamten befragen auch Jackie, die Kellnerin, über mich. Ein anderer Nachbar hat sich beschwert, ich spionierte das Haus aus. Es ist das Haus neben dem mexikanischen Restaurant, und in meinem irren Wahn, irgendwelche Zeichen zum Interpretieren zu suchen, habe ich tatsächlich ziemlich lange auf diesen Hauseingang gestarrt. Jackie setzt sich für mich ein und sagt, ich sei ein regelmäßiger Gast, ich würde nicht spionieren. Ich bin ihr unendlich dankbar. Die Polizei trollt sich. Ich gebe noch mehr Trinkgeld als sonst und fühle mich wenigstens ein bisschen zu etwas dazugehörig. Die Kneipe wird in diesen Wochen zu meiner besten Anlaufstelle.

Seither bin ich lange nicht mehr dort am Friesenplatz gewesen. Nur vor etwa einem Jahr war ich einmal in dem mexikanischen Restaurant und habe ein paar erklärende Worte verloren und den Menschen dort – also Jackie, dem Besitzer und einigen anderen – erzählt, was mit mir los war. Die hatten so etwas sowieso vermutet, haben sie mir dann gestanden, waren aber insgesamt sehr verständnisvoll. Ich bin nicht ins Detail gegangen, also Jackie weiß bis heute nicht, dass ich sie in den John-F.-Kennedy-Topf geworfen habe, und der Besitzer ahnt nichts von der Mick-Jagger-Assoziation.

Heute will ich *Si Claro* noch einmal aufsuchen, doch ich habe ein wenig Angst. Die Erfahrung mit Sarah hat mich leicht gebremst in meinem Enthusiasmus, der Krankheit mit offenem Visier zu begegnen und um Verständnis für Menschen zu werben, die Psychosen erleiden. Statt gestern schon hinzugehen, habe ich zu Hause im Internet gesurft und eine Studie der Universität Greifswald gefunden, nach der Schizophrenie-Erkrankte heute mit mehr Ablehnung zu tun haben als in den 1990er-Jahren. Der Anteil derjenigen, die dagegen waren, jemanden mit einer Schizophrenie einem Freund vorzustellen, lag 2011 bei 53 Prozent. 31 Prozent wollten nicht mit einer an Schizophrenie erkrankten Person zusammenarbeiten.

Na, das kann ja heiter werden, habe ich gestern gedacht. Heute bin ich positiver gestimmt und mache mich auf.

Doch bei *Si Claro* kann ich mit niemandem mehr sprechen. Die Kneipe ist verkauft und hat zum 1. Januar 2018 einen neuen Besitzer. Jackie hat schon vor ein paar Tagen ihren Abschied und letzten Arbeitseinsatz gefeiert. Der alte Besitzer ist gerade nicht im Laden. Und so verabschiede ich mich still von diesem für mich so besonderen Ort.

Kapitel 6

# Vera

Ich parke in der Nähe der Bäckerei-Filiale, die ich seit 2010 kenne. Ich hatte sie damals entdeckt, als ich zum Vorstellungsgespräch nach Köln eingeladen worden war. Heute ist es irgendwie verkehrt herum. Ich bin auf dem Weg zu meinem ehemaligen Arbeitgeber.

Vera, eine frühere Kollegin, hat sich für unser Interview ausgerechnet die Kantine ausgesucht, wo auch ich einige Jahre lang mittags »Mahlzeit« gemurmelt habe, wenn ich von den Köchen hinter dem Tresen bedient worden bin, in der Reihe stehend, mein Tablett vor mich hinschiebend – ein Ritual, das viele angenehme Seiten hat. Ich habe die Kollegen in der Kantine gemocht, einer hat mir immer eine Extra-Portion drauf geschaufelt, als müsste man mich aufpäppeln. Außerdem liebe ich Pausen.

Noch habe ich den Saal nicht erreicht, denn ich muss die Pforte zum Haus passieren. Ich habe keine Angst mehr davor, ich war hier schon einmal nach meiner psychotischen Zeit und habe festgestellt: Das Hausverbot ist aufgehoben. Offiziell weiß ich allerdings nichts davon. Keine Angst haben, das heißt nicht, dass es mir gleichgültig ist, wie man mich hier empfängt. Aber ich werde herzlich begrüßt. Der Pförtner kennt mich noch. Wir plaudern. Ich erzähle ihm, dass ich psychisch krank war, während ich aus den Augenwinkeln beobachte, ob irgendwelche Kollegen vorbeilaufen, die ich kenne. Der freundliche Pförtner

38

meint, so etwas sei menschlich, das könne ja jedem passieren.

Mein Herz beginnt in Dur-Tönen zu klingen.

Ich freue mich sehr, als ich Vera schon von Weitem auf mich zulaufen sehe. Wir umarmen uns und tauschen ein paar freundliche Begrüßungsformeln aus. Sie ist unkompliziert, wie immer, und irgendwie macht das Haus gerade den Eindruck, als wäre überhaupt nichts passiert.

Wir erreichen die Kantine, wo außer uns niemand sitzt. Trotzdem ziehen wir uns in den hinteren Teil des langgestreckten Raums zurück. Vera schaut mich fragend an. Ob es mir immer noch weh tut, dass das hier jetzt wohl vorbei ist?

Ja, muss ich zugeben, es tut mir noch weh.

Du kannst nichts dran ändern, versuch, so gut wie möglich einen Strich drunter zu machen, meint sie.

Ich nicke. Ich weiß, sie hat recht, weiß aber nicht, ob ich das schon kann. Wie ich auch nicht weiß, ob ich diesem Buchprojekt jetzt bereits gewachsen bin. Ich erkläre Vera, dass ich da in einer Zwickmühle stecke. Auf der einen Seite bin ich noch ziemlich verletzlich und reagiere nicht in jeder Situation ausgeglichen und überlegt. Auf der anderen Seite ist schon so viel Gras darüber gewachsen, dass gerade noch die Möglichkeit besteht, alles zu rekonstruieren. Möglicherweise ist es also trotzdem der richtige, oder sagen wir, bestmögliche Zeitpunkt.

Jetzt nickt Vera. Einen Moment lang gibt es gar nichts zu sagen. Also beenden wir diesen Ausflug in meine Befindlichkeiten, und ich zücke mein Aufnahmegerät. Denn eigentlich bin ich ja hier, um von Vera noch einmal zu erfahren, wie es war, als sie zusammen mit einer anderen Kollegin im August 2013 die Polizei alarmiert hat. Als sie und andere Kollegen sich Sorgen gemacht haben, ich könnte mir etwas antun, und die Polizei deshalb meine Wohnung aufgebrochen hat. Ein einschneidendes Ereignis.

39

Ich stelle also meine kleine Maschine an und frage sie nach einem Schluck Cappuccino, den mir Vera spendiert hat, ob sie damals mitbekommen hat, dass ich im Dienst schon überfordert war, ob sie sich da an etwas erinnern kann.

Nein, meint sie. Sie wusste und weiß nichts, was wahrscheinlich daran liegt, dass sie nur vormittags arbeitet, da bekommt sie einfach weniger mit. Ihr sei nur in der Facebook-Gruppe der freien Mitarbeiter etwas aufgefallen. Sie könne mir rückblickend nicht mehr sagen, ob dieser Post, auf den hin sie und eine weitere Kollegin damals gehandelt hätten, ob das der erste Post war, den sie seltsam fand. Ihr sei aufgefallen, dass ich schon etwas länger komische Sachen gepostet hätte. Sie erinnert sich auch vage an die Überlegung, ob da jemand meinen Account gehackt haben könnte und nun unter meinem Namen schrieb. Weil das so überhaupt nicht nach mir geklungen hätte. Sie hat damals zuerst mit niemandem darüber gesprochen. Es könne schon sein, dass es damals Gerüchte gegeben habe, aber sie wisse davon nichts.

Vera nimmt einen Schluck Kaffee aus dem Pappbecher, denn heute gab es am Automaten in der Kantine ausnahmsweise kein Porzellan mehr. Ich tue es ihr nach, während sie fortfährt und ich gar keine weitere Frage stellen muss.

Sie weiß nur, dass der Moment, wo ihr meine Situation so richtig aufs Tablett gefallen sei, dieser eine Post gewesen sei. Ich hätte da irgend so etwas gesagt wie »dann soll sich keiner mehr wundern, wenn ich nicht mehr da bin«. Der Ton sei sehr anklagend gewesen und eben auch mit einer Formulierung verbunden, die man als Selbstmorddrohung auffassen konnte ...

Vera hält einen Moment inne. Ich sage nichts, erinnere mich nur an diesen Post. Zwar sollte er tatsächlich eine Verabschiedung von meinen Kollegen sein, aber nicht in dem Sinn, wie sie es verstanden hatten: Es ging mir nur darum, ein neues Leben in den USA zu beginnen. Dort wollte ich doch mit meinem sogenannten Mann ganz neu starten. Vera gegenüber behalte ich das für mich. Nicht, dass ich es ihr nicht anvertrauen möchte, aber wir haben nicht so viel Zeit, und ich bin gespannt auf das, was sie noch von diesem Tag zu berichten weiß.

Jedenfalls sei da etwas gewesen, was sie eigenartig fand. Deshalb habe sie eine Kollegin angerufen und gesagt, sie sei Admin von einer Freien-Gruppe und ihr sei was aufgefallen. Sie habe der Kollegin den Post vorgelesen und gefragt: Verstehst du das auch so? Die Kollegin verstand das auch in diese Richtung und mittlerweile noch viele andere. Auch im Chat hätten verschiedene Leute gefragt: Was ist los? Was sollen wir machen? Und die Kollegin und sie hätten dann den Entschluss gefasst, dass man nicht einfach untätig bleiben könne und nachgucken müsse. Was, wenn ich irgendwo in der Wohnung liegen würde und Schlaftabletten genommen hätte? Sie wollten tun, was sie tun konnten, und so seien sie zu mir gefahren. Mit einem ganz blöden Gefühl, weil so etwas ja ein totales Eindringen in die Intimsphäre eines letztlich Fremden ist – weder die Kollegin noch Vera selbst waren meine besten Freundinnen oder engsten Kolleginnen. Klar, Vera kannte mich, sie wusste, wer ich war, hätte aber nicht sagen können, mit welchem Recht sie so etwas tat. Sie habe sich einfach Sorgen gemacht und gedacht, es sei besser, etwas zu tun, als die Hände in den Schoß zu legen. Lieber wollte sie sich von mir anscheißen lassen, als im Nachhinein zu begreifen, dass ich tot in der Wohnung lag und der Post so eine Art Hilferuf gewesen war. In den Überlegungen der beiden drehte sich, bevor sie überhaupt aktiv geworden waren, viel um die Frage: Darf man das? Ist das okay? Oder eine Grenzüberschreitung? Alleine wollte sie diese Entscheidung auf keinen Fall treffen, sagt Vera. Das habe sie mit der Kollegin zusammen gemacht, und das alles sei ihr auch aus einem ganz persönlichen Grund so wichtig gewesen. Sie hat nämlich selbst einen Bruder verloren, der sich umgebracht hat, erzählt sie mir jetzt. Und schon damals habe sie gedacht, sie hätte das verhindern müssen, ohne aber zu wissen wie. Da sei man dann irgendwie sensibler für solche Zeichen.

Die Sache mit ihrem Bruder tut mir sehr leid. Alle Gedanken, die zwischendurch in mir aufgekommen sind – ob die Polizei zu holen bei jemandem mit Verfolgungswahn nicht eher kontraproduktiv ist –, sind verflogen. Schließlich weiß man ja nie, ob eine Psychose nicht mit suizidalen Absichten verknüpft ist, jeder Fall liegt anders. Und dann diese Geschichte. Jetzt, im Nachhinein, finde ich es gut, dass sie etwas versucht haben. Damals war das natürlich etwas anderes.

Dann waren sie losgefahren, erzählt Vera weiter. Es muss am frühen Abend gewesen sein, glaubt sie, sie sieht sich und die Kollegin noch vor meinem Haus stehen. Sollen wir, sollen wir nicht? Sie hat geklingelt, ich hätte aber nicht aufgemacht.

Tatsächlich habe ich in dieser Zeit überhaupt nicht auf Klingeln reagiert. Erst recht nicht, wenn jemand unangekündigt an der Tür war. Schließlich war es ja schon Abend, und selbst wenn ich so wie heute keinen Verfolgungswahn habe, drücke ich nicht immer auf.

Dann hätten sie überlegt, was sie machen sollten. Weil das Licht an war, dachten sie, dass ich da sein müsse, ihnen aber nicht aufmachen wolle. Während sie noch dastanden, sei einer meiner Nachbarn von oben vorbeigekommen. Dem hätten sie sich anvertraut und gefragt: Kennen Sie die Frau Wirtz?

Das war gut, weil er mich sehr wohl kannte und ihm auch aufgefallen war, dass sich in meinem Verhalten etwas verändert hatte. Sie erzählten ihm von diesem Facebook-Post und er sagte: Ah, ja, komisch. Er hat sie dann mit ins Haus genommen und gemeinsam mit ihnen an der Tür geklopft, aber ich habe offenbar nicht aufgemacht. Dann ist irgendwann seine Frau dazugekommen. Zu viert immer wieder überlegen, überlegen, diskutieren, reden. Was sollen wir tun, Polizei ja oder nein? Und dann, so berichtet Vera, hätten sie irgendwann gedacht: Es hat keinen Zweck, es geht nicht anders. Zumal auch die Nachbarn bestätigten, dass irgendwas mit mir nicht in Ordnung sei und ich komische Sachen erzählt hätte: Ich sei in Berlin gewesen, irgendwelche Leute wären hinter mir her gewesen, das Wasser sei vergiftet worden.

Daran erinnere ich mich nicht mehr genau. Aber es kann schon gut sein, denn ich war ja der Auffassung, im Visier von Terroristen zu stehen ... Ich habe noch im Kopf, wie verständnisvoll diese Nachbarn am Anfang meines Wahns gewesen sind. Sie, die Nachbarin über mir, hat im Supermarkt, wo ich mich nicht mehr hin getraut habe, Lebensmittel für mich besorgt, bis ich irgendwann auch ihr gegenüber misstrauisch geworden bin.

Dann kam die Polizei. Vera fand sie eigentlich nicht aktionistisch. Die waren sehr ruhig, hörten sich alles an, sagt sie, waren dann aber auch unsicher, wie sie sich verhalten sollten. Vera meint, die Polizisten hätten Rücksprache mit jemandem gehalten, der sich auskennt, und auch erst mal geklopft: Hier ist die Polizei und so weiter. Dann hätten sie jemanden geholt, der die Tür aufbricht, und meine Nachbarn hätten noch alle möglichen Geschichten erzählt, die sie mir jetzt aber nicht mehr wiedergeben könne.

Bestimmt, dass ich Sachen weggeschmissen habe, sage ich. Ja genau, bestätigt Vera. Sie tauschten jedenfalls Telefonnummern aus und versprachen sich gegenseitig, dass sie sich auf dem Laufenden halten würden. Da hörten sie, wie die Wohnung aufgebrochen wurde und unten Stimmen zu vernehmen waren.

Für mich, aus meiner damaligen Perspektive, war diese Nacht ein Albtraum. Ich glaube, ich habe zwar wahrgenommen, dass geklopft und geklingelt wurde, habe das aber mehr oder weniger abperlen lassen, habe mir gesagt, wenn es wirklich wichtig ist, könnte man ja auch anders mit mir Kontakt aufnehmen, als mich zu so später Stunde zu behelligen. Ich habe nicht wirklich mitbekommen, dass die Polizei vor meiner Tür stand. Ich hatte zwar einen Streifenwagen draußen vor der Tür parken sehen, hatte die Rufe an der Tür aber nicht damit in Verbindung gebracht. Allerdings witterte ich schon wieder Verleumdungen wie auf dem Friesenplatz, wo in meiner Vorstellung ja auch Nachbarn mir wegen irgendwelcher angeblichen Probleme die Polizei auf den Hals gehetzt hatten. Ich beschloss, einfach alles zu ignorieren und ins Bett zu gehen. Dort habe ich dann den Schein von Taschenlampen, wohl vom Balkon, mitbekommen, aber auch nicht reagiert und stattdessen die Decke über meinen Kopf gezogen. Lasst mich bitte endlich einfach in Ruhe!

Als die Bohrgeräusche an der Tür immer lauter wurden und sie schließlich mit einem lauten Krach aufgebrochen wurde, als die Beamten in meiner Wohnung standen, da rappelte ich mich dann doch auf. Ich war empört, versuchte der Polizei aber so bereitwillig wie möglich Auskunft zu geben. Es waren ein Mann und eine Frau, die Polizistin suchte alles in meiner Wohnung zusammen, was irgendwie gefährlich sein konnte: ein Brotmesser und ein kleines Küchenmesser. Sie legte beide auf der Küchenspüle zusammen, kassierte die Gegenstände aber nicht ein – offensichtlich habe ich dann doch keinen suizidalen, sondern nur einen merkwürdigen Eindruck gemacht. Der Beamte konfrontierte mich mit irgendwelchen Aussagen, etwa dass ich gegenüber meinen Nachbarn behauptet hätte, die anderen Nachbarn würden mich beobachten. Ich versuchte ihn zu beschwichtigen und zeigte ihm, dass in meinem Schlafzimmer keine Vorhänge waren. Die Beamten waren mit Funk ausgerüstet und berieten sich wohl mit ihrer Einsatzzentrale. Dann trollten sie sich wieder. Die Tatsache, dass diejenigen, die die Beamten alarmiert hatten – sie sprachen lediglich allgemein von Nachbarn und Kollegen – nicht mitkamen, bewies in meinen Augen ihre hinterhältige Art. Ich konnte mich schlecht beruhigen an diesem Abend und sann nach Möglichkeiten, mich vor derartigen Aktionen ein für allemal zu schützen.

Doch jetzt höre ich Vera weiter zu. Die Polizei sei wieder hochgekommen und habe ihnen mitgeteilt, sie hätten die Tür aufgebrochen und mich angetroffen, ich hätte gesagt, ich hätte geschlafen und alles sei okay, es gebe keinen Grund zur Sorge. Ich sei aber aufgebracht darüber, dass man in meine Wohnung eingedrungen sei, und hätte mich sehr aufgeregt. Die Beamten bestätigten, auch sie hätten den Eindruck, dass da etwas nicht stimmt, doch sie müssten leider wieder gehen, könnten da gar nichts machen. Vera meint sich zu erinnern, dass die Polizisten noch die Nummer von irgendeinem Dienst dagelassen hatten. Dem sozialpsychiatrischen Dienst?, frage ich. Ja genau, dem sozialpsychiatrischen Dienst. Wobei die Beamten gesagt hätten, sie würden das weitergeben. Sie empfahlen, dass jemand auf die Angehörigen zugeht – und das habe der Sender dann irgendwie veranlasst.

Vera weiß außerdem noch, dass ich sie und ihre Kollegin bei Facebook entfreundet hätte, anscheinend als Reaktion. Und was sie auch mitbekommen habe: Offenbar waren meine Eltern informiert worden, hatte ihr jemand erzählt, aber die seien auch nicht richtig an mich rangekommen. Ich hätte ja wohl auch kein so gutes Verhältnis zu denen. Und dann hat mich irgendjemand noch mal auf der Straße gesehen …

Birgit vielleicht? Ich frage, weil ich sie wohl auch beschimpft und in Zusammenhang mit dieser Polizeiaktion gebracht hatte.

Aber Vera weiß das nicht mehr. Und mit Birgit arbeitet sie auch heute nicht direkt zusammen. Es seien dann immer mal wieder Nachrichten von mir gekommen, wenn mich jemand gesehen hatte.

Peter?

Mit Peter rede sie nicht über solche Sachen, sagt sie. Sie wisse es auch nicht mehr. Jedenfalls hat ihr mal jemand erzählt, dass ich, wie auch immer, dann doch Hilfe angenommen habe und dass es da wohl auch eine Vorgeschichte gab. Ich nicke und frage sie nach ihren Gefühlen an diesem Tag. Achterbahn?

Eigentlich gar nicht, sagt Vera. Sie sei wie immer gewesen. Dann erklärt sie, sie könne wegen ganz bescheuerter Sachen furchtbar emotional werden, aber wenn es wirklich ernst würde, sei sie sehr ruhig. Und sie könne auch nicht sagen, dass sie fürchterliche Angst gehabt oder dass sie das total mitgenommen hätte. Man könne ja meinen, wegen der Geschichte ihres Bruders hätte auch meine Situation sie besonders mitgenommen. Aber ihrem Eindruck nach habe das Ganze der Kollegin mehr zugesetzt als ihr. Was nicht heißt, dass sie nichts empfunden habe, es war irgendwie schrecklich. Doch sie habe versucht, Schritt für Schritt zu handeln, vielleicht auch, weil sie vorher schon darüber viel nachgedacht hat ... Sie hat diese Achterbahn eben einfach schon mal erlebt, sagt sie, und stürzt vielleicht deshalb bei dem Thema nicht gleich in krasse Tiefen. Sie habe außerdem auch eine Freundin mit einer Psychose, und die habe noch viel krassere Sachen gemacht und sich selber viel mehr gefährdet. Sie habe auf dem Balkon gestanden, ihre Sachen ausgezogen, gedacht, da unten ist ein See, und wollte rein springen. Die hatte übrigens ihre Medikamente abgesetzt. War das bei dir nicht auch so? will Vera wissen. Sie kennt diese Geschichten und auch den Kreislauf mit Medikamenten von ihrer Freundin: sich Scheiße fühlen, Medikamente absetzen. Sie kann gut nachvollziehen, sagt sie, dass man so nicht leben will, sie weiß aber auch, dass sich jemand in dieser Situation nicht helfen lassen will. Vielleicht war sie in dieser Situation auch deshalb so ruhig, weil das für sie schon irgendwie bekannt war und sie deswegen keine großen Gefühle empfinden konnte.

Ich muss lachen. Große Gefühle müssen ja auch nicht unbedingt sein. Alles in Ordnung. Ich bin Vera dankbar und spüre, dass wir beide miteinander völlig im Reinen sind. Weder empfinde ich irgendwelche Vorbehalte bei ihr, noch ist da bei mir etwas zurückgeblieben von dieser wirklich gut gemeinten Aktion im August 2013. Das ist nicht immer der Fall, manche gut gemeinten Aktionen machen mir auch im Nachhinein noch zu schaffen.

Wir entsorgen unsere Pappbecher und verlassen die Kantine. Ich verabschiede mich von Vera und gehe mit einem gewissen Frieden im Herzen aus dem Haus. Zum Pförtner sage ich freundlich »Tschüs« und frage mich, wie ich jetzt wieder umschalten und mich in mein Ich von damals hineinversetzen kann. Das war nämlich zutiefst gekränkt und fühlte sich zu Unrecht mehr als belästigt. Nach der Polizeiaktion habe ich versucht, mich auf meine Weise gegen solche Hilfsmaßnahmen zu wehren. Mit Anzeigen und einem Wust von wilden Mails und Briefen.

# Kapitel 7

# Gegenwehr

Herbst 2013, irgendwann nach dem Polizeieinsatz Anfang August. Ich sitze in einem winzigen Zimmer in dem riesigen Hauptgebäude der Kölner Polizei am Walter-Pauli-Ring im Stadtteil Kalk. Dort stehen zwei Schreibtische aneinander, am Fenster zum Innenhof, wo sich zwei Beamte gegenübersitzen, Kriminalhauptkommissarin Verena Kalkhoff und ihr Kollege, dessen Namen ich vergessen habe. Sie runzelt die Stirn und schiebt eine Banane zur Seite, die wohl für irgendeine Pause gedacht ist. Ich erinnere mich an die Banane, weil die an diesem Tag für mich mit den Rolling Stones in Verbindung steht, denn die Stones haben etwa zu der Zeit ein Album mit einem Gorilla auf dem Cover herausgebracht. Das ist – von meiner wahnwitzigen Warte aus – ein Pluspunkt für Verena Kalkhoff. Sie ist auf der guten Seite. Obwohl sie etwas skeptisch wirkt, als sie mich nach meinen Anhaltspunkten für die Anzeige wegen Verleumdung befragt.

Sie wühlt in ihren Papieren und stockt bei der Aufnahme des Vorgangs. Das seien ja schon schwerwiegende Anschuldigungen, meint sie, es könne ja auch sein, dass ich psychotisch sei. Sie habe sich im Vorfeld des Termins umgehört und dabei das eine oder andere erfahren. Ich bin empört. Ich rege mich auf, dass sie mich nicht schützen will, sondern das Problem bei mir sucht. Ich kann mich aber wieder beruhigen, weil zumindest Aussicht auf eine Anzeige besteht. Als sie das bereits halb ausgefüllte Formular nimmt, um es draußen auf dem Gang zu kopieren, sagt sie mir im Vorbeigehen, wenn ich durch einen Arzt nachweisen könne, dass ich nicht psychotisch sei, könne sie den Vorgang abschließen und mit mir eine Anzeige formulieren. Ich hocke alleine mit dem Kollegen im Zimmer und denke nach. Noch bin ich nicht so völlig wirr. Das Ganze ist für mich zwar enttäuschend, stellt aber immerhin ein Zwischenergebnis dar. Ich bin ernstgenommen worden, angehört worden. Ich tröste mich. Mein Vorhaben, ein für alle Mal Ordnung in die Ungerechtigkeiten meines Lebens zu bringen, scheint zumindest auf dem richtigen Weg.

Ich verabschiede mich von Verena Kalkhoff, die in der Zwischenzeit wieder ins Zimmer zurückgekehrt ist und mir eine Kopie dessen in die Hand drückt, was sie aufgenommen hat. Dann gehe ich zu Fuß vom Walter-Pauli-Ring zu meiner Wohnung in der Südstadt. Mein Auto ist zu diesem Zeitpunkt noch nicht verkauft – später muss ich es zu einem relativ niedrigen Preis abgeben, weil mein Arbeitgeber meine Arbeit schon nicht mehr haben will und ich finanziell völlig in die Bredouille geraten bin. Trotzdem: Ich brauche Bewegung und will meinen guten Parkplatz nicht aufgeben.

Ich beginne einen Don-Quichotte-Kampf mit der Welt. Auf der einen Seite sehe ich mich als Opfer – etwa meiner Eltern oder meines Arbeitgebers, der mich für krank erklärt hat, obwohl ich gar nicht im Funk gewesen bin, oder der vielen Ärzte, die mich mit grausamen Diagnosen belegt haben. Auf der anderen Seite sehe ich mich aber durchaus als stark. Jetzt, so empfinde ich das in meinem Wahn, ist der Zeitpunkt gekommen, endlich einmal von den Wurzeln her alles aufzuräumen. Ich schreibe Dossiers über mein bisheriges Leben. Intimste Details bringe ich in seltsame Zusammenhänge, die abstoßend wirken und von anderen teilweise überhaupt nicht verstanden werden können, weil sie meinem verrückten Denkgebäude entspringen. Ich entdecke einen Schuldigen nach dem anderen in meinem Leben. Während es am Anfang für andere durchaus noch Anhaltspunkte gab, dass etwas dran sein könnte an dem, was ich behaupte, löst meine Wut, mein verletztes, inneres Kind, sich jetzt von jeglicher Realität ab. Mein Denken und Fühlen steigert sich in eine Eindeutigkeit, die für mich selbst etwas Befreiendes hat, aber eben auch die Befreiung von der Wirklichkeit bedeutet, in der wir uns alle zu befinden glauben, jener Wirklichkeit, über die Konsens herrscht. Ich gerate völlig aus der Balance und verliere das, was ich normalerweise doch immer aufbringen kann: Differenzierungsfähigkeit. Ich schmeiße alle Bedenken und Einwände zornig in den gedanklichen Mülleimer, vor allem die, die Zweifel an meinem Geisteszustand betreffen, und genieße die Klarheit, die es noch nie gab in meinem Leben. Immer so erwachsen sein, wie ich das schon ganz früh sein musste, nie dieses verletzte Kind zu seinem Recht kommen lassen. Es ist eine völlig überforderte Kleinkindseite, die meine eigentlich gar nicht so üblen Charaktereigenschaften wie Empathie, Einsatz für Gerechtigkeit und Hartnäckigkeit in die schrecklichsten Überzeichnungen verzerrt.

Biologisch betrachtet ist es ein völlig aus dem Ruder geratener Botenstoff-Haushalt, der Fantasien möglich macht, von der Kreative, die an ihren Schreibtischen sitzen und eine Idee brauchen, nur träumen können. Aber dabei fehlt die Instanz, die versteht, dass das, was da produziert wird, eben nur Fantasie und nicht Wirklichkeit ist. Es gibt keinen Kontrolleur im sogenannten inneren Team. Nun beginnt eine Zeit, in der ich mich mit meinen abstrusen Beschuldigungen an Gott und die Welt wende. Ich schicke meine Dossiers an Kollegen und Ex-Kollegen. Ich sende sie an die Adressen von Journalisten, die ich nicht persönlich kenne. Ich bekomme eine Rechnung für den Polizeieinsatz geschickt, die ich kaum zahlen kann, aber vor allem nicht zahlen will.

Ich rege mich sehr auf über dieses Schreiben: *Anhörung zur Beauftragung eines Schlüsseldienstes. Sehr geehrte Frau Wirtz, am 7. August 2013, um 22.32 Uhr, musste in Köln Ihre dortige Wohnung durch einen Schlüsseldienst zur Gefahrenabwehr geöffnet werden. Diese Maßnahme wurde nach dem Verdacht ihrer hilflosen Lage angeordnet. Auf die eingesetzten Beamten haben Sie trotz mehrfachen Klopfens, Klingelns sowie lauter Aufforderung, Ihre Türe zu öffnen, ebenfalls nicht reagiert. Auf Grund der Gesamtumstände mussten die Beamten davon ausgehen, dass Gefahr für Leib und Leben Ihrer Person nicht ausgeschlossen war. Zur Gefahrenabwehr wurde Ihre Wohnungstür durch einen Schlüsseldienst geöffnet. Die Beamten trafen Sie in Ihrer Wohnung wohlbehalten an. Sie gaben gegenüber den Beamten an, Ihre Türe nicht geöffnet zu haben, da sich in letzter Zeit häufiger falsche Polizeibeamte bei Ihnen gezeigt hätten. Bezüglich des Lärms während der Türöffnung durch den Schlüsseldienst seien Sie davon ausgegangen, dass es sich um Bauarbeiten im Haus handelte. Diese von Ihnen dargelegten Äußerungen nehme ich zur Kenntnis. Aber im Hinblick darauf hätten Sie im vorliegenden Fall den Beamten (auch durch die geschlossene Tür oder in einem Telefonat) mitteilen müssen, dass Sie wohlauf sind und kein Grund zur Sorge bestehe. Ich beabsichtige, Sie für die vorstehenden Schlüsseldienstkosten in Anspruch zu nehmen.*

Dieses Schreiben lege ich einer Beschwerde bei, die ich an das Bundesverfassungsgericht richte. Da ich früher im Nebenfach öffentliches Recht, also auch Verfassungsrecht belegt habe, scheint diese Beschwerde in ihrer Betroffenheit und Begründetheit zunächst einmal nicht so abstrus, wie sie eigentlich ist. Sie wird zwar abgelehnt, aber ganz normal bearbeitet. Bei späteren Beschwerden ändert sich das. Übrigens mache ich so viel Ärger bei der Polizei, dass ich das Geld, das ich aus irgendwelchen letzten Töpfen überwiesen habe, zurückerstattet bekomme.

Leider habe ich viele Unterlagen aus dieser Zeit weggeworfen, die meine völlige Verrücktheit und Abgehobenheit von der Welt belegen. Nachdem ich aus der Klinik entlassen wurde und in eine wesentlich kleinere Wohnung ziehen musste, habe ich die fast zehn Ordner mit Papier, die ich in den zweieinhalb Jahren produziert hatte, nach und nach entsorgt. Der Assistent meiner damaligen Betreuungsanwältin hatte mir dazu geraten – neu anfangen, den alten Kram so schnell wie möglich vergessen –, und ich empfand das damals auch als richtig. Erst mit der Zeit kam die Erkenntnis, dass sich das nicht ganz fix machen lässt. Um das Alte in etwas Positives zu verwandeln, muss ich dieses Alte erst in seiner ganzen Hässlichkeit betrachten.

Ich blättere in dem, was noch da ist. Nicht entsorgt habe ich etwa meine Tagebücher aus der Zeit. Ich öffne sie und mir schlägt der Wahnsinn entgegen, seine Stichworte versetzen mich zurück in das, was damals meine Realität gewesen ist. Es liest sich oft gar nicht so verrückt, wie es wirklich war. Aber es war verrückt. Zwischen den Zeilen steckt die eigene Welt, in der ich zu dieser Zeit lebte und die zunehmend weniger Schnittmengen mit dem allgemeinen Konsens aufwies.

20. August 2013: *Guten Morgen. Seltsame Nacht mit seltsamen Träumen. Gott sei Dank bei Tageslicht verschwunden. Und vergessen. Werde bzw. habe Anzeige bei der Polizei wegen der alten PIN erstattet (Schwerer Betrug? Wirtschaftskriminalität!) und wegen Körperverletzung. Die Beweislage ist ja erdrückend. Trotz dieser unangenehmen Sachen könnte es heute einen schönen Tag geben. Der Himmel ist weitgehend klar und es zeigen sich jede Menge Sonnenstrahlen. Ich gönne mir jetzt erst einmal ein ausgiebiges Frühstück mit Orangensaft und einem Glas Sekt.*

Ich kann den Widerwillen, mit dem man so etwas liest, schon verstehen. Ich kann sogar verstehen, wieso es Menschen dann zu viel wird und sie lieber alles noch schlimmer zeichnen, als Einwände zuzulassen, die mich und meine verrückte

Position entlasten. Mein Wahn zeigt sich hier ganz deutlich: Die Tatsache, dass es mir finanziell so schlecht ging, hatte für mich keine normalen Gründe, wie kein Einkommen, problematisches Verhalten von meiner Seite usw., stattdessen habe ich einfach eine Begründung erfunden, nämlich dass irgendwer mein Geld abschöpft und damit spekuliert. Trotzdem versuche ich in dieser Zeit noch, meine Finanzen irgendwie zu ordnen. Ich habe Beratungstermine bei Banken, von denen ich Kredite haben will. Auch sie finden Eingang in mein Tagebuch.

Donnerstag, 22. August: *Guten Morgen. Diese Nacht war gut, besser als davor, nur heute Morgen Baukrach. Naja. Wer muss draußen vor acht Uhr schon arbeiten? Was sind das für Arbeitsverhältnisse? Vom Wetter her könnte es heute ein schöner Tag werden, licht. Heute Nachmittag habe ich den zweiten Beratungstermin bei XY. Mal sehen, was wir da alles geregelt bekommen. Vor dem Bad steht ein Gerüst, die Handwerker müssen noch was am Putz erledigen. Die kenne ich ja. Dann wird das bestimmt gut.*

Das ist ein Beispiel für meine seltsame innere Haltung zu dieser Zeit. Ich solidarisiere mich innerlich mit allen, die meiner Meinung nach ausgenutzt werden, in diesem Fall mit den Handwerkern. Soweit ich mich erinnere, war mein Verhältnis zu der Bauträgergesellschaft und deren Geschäftsführer zu diesem Zeitpunkt aber noch nicht völlig zerrüttet. Später schon. Meine Haltung mündete nach und nach in eine völlige Ablehnung der, sage ich mal, Chefetage, während die »Untergebenen«, in diesem Fall die Handwerker, auf mein Mitgefühl und meine Solidarität zählen konnten. Aber weiter im Tagebuch.

Freitag, 23. August: *Guten Morgen. Ich habe gut geschlafen nach einem sehr anstrengenden, aber sehr gelungenen Tag gestern. Leider hat mich die Nachbarin über mir wieder geweckt, aber das hatte auch sein Gutes, weil ich jetzt schon gebügelt und gewaschen habe. Schon wieder Bürokram und auch bisschen Är-*

*ger mit der XY-Bank. Hoffentlich kriegen die ihr Chaos bald in den Griff.*

Wieder einmal glaubte ich irgendwelche Missstände bei dieser Bank entdeckt zu haben und habe dort angerufen. Ich habe mich durch das ganze Haus telefoniert und einige Gesprächspartner haben mich wohl teilweise sogar ernstgenommen. Denn es gibt ja tatsächlich ein Ausspähen von PIN-Nummern, Identitätsdiebstahl, auch Spekulation usw. Nur habe ich die falschen Zusammenhänge hergestellt, alles unter den Vorzeichen meines Verfolgungswahns gesehen. Ich war zwar noch in der Lage, komplexe Sachverhalte zu verstehen, konnte aber meine Position nicht mehr relativieren: Ich war immer eindeutig im Recht. Das war in Teilen eine angenehme Situation. Ich war nicht jeden Tag, aber doch manchmal in Hochstimmung, meistens optimistisch. Ich war auch nicht völlig menschenfeindlich und sogar noch bereit, meine Haltung zu revidieren, zumindest in Teilen.

Zum Beispiel meine Anzeige gegen ein Luxushotel in Berlin – diese Unterlagen habe ich noch. Ich war hinausgeschmissen worden und meine Tasche war dort zurückgeblieben. Die Anzeige stammt aus dem Sommer 2013, sie war am Ende in meinem Beisein zurückgenommen worden, weil sich nach einem Telefongespräch in der Polizeiinspektion Innenstadt herausstellte, dass das Hotel diese Tasche noch hatte. Dennoch gab auch das neue Spekulationsmöglichkeiten für mein Hirn:

Montag, 26. August: *Ein interessanter Tag. Die gute Nachricht. Das XY ist das XY.*[3] *Die schlechte Nachricht: Der Laptop wurde aus dem Sicherheitsbereich des Hotels entwendet. Sehr merkwürdig. Wer hat denn so etwas fertiggebracht? Naja, LKA Berlin und ich, wir werden das schon aufklären. Aber: nicht zu*

---

**3** Name des Hotels.

*fassen! Was ist da los? Wen bedrohe ich so sehr, dass er solche Sachen dreht? Dieser widerliche XY*[4] *hat gegen 20 Uhr auf dem Handy angerufen. Ich will seine hässliche Stimme nie mehr hören. Der soll mir echt vom Pelz bleiben. Wahrscheinlich muss ich diesen seltsamen Vertrag mit der XY-Organisation schnellstmöglich kündigen und mir rechtliche Schritte vorbehalten.*

Dienstag, 27. August: *Guten Morgen, war das eine schöne Nacht! Mir war, als wäre mein Liebster ganz nahe bei mir, mein Herz schlägt heute ganz anders und meine Seele freut sich. Hoffentlich ist er bald noch näher, noch öfter und noch mehr bei mir. Ich könnte fast den Alltag komplett vergessen, aber ein bisschen ist noch zu tun. Georg aus Hamburg hat heute angerufen. Endlich habe ich mal wieder seine Stimme gehört.*

Da war er, der große Unbekannte – nicht Georg, sondern dieser ominöse Liebste. Diese Person in meinem Innern hatte sich zu diesem Zeitpunkt, also im August, schon von dem realen Liebhaber abgelöst, den ich, wie der Eintrag vom 26. August zeigt, mittlerweile komplett ablehnte. Er war einfach unbekannt, ich rätselte, wer er sei und wo er stecken könnte.

Mittwoch, 28. August: *Guten Morgen ... Geld bei der Bank eingezahlt, fast 200 Euro. Hoffe, dass dieser Ärger mit meinen alten Banken jetzt langsam vorbeigeht. Heute keine Post bekommen. Gibt so Tage. An einem Tag kommen viele Briefe und dann mal gar nichts. Gott sei Dank hat das Bundesverfassungsgericht geantwortet. Alles ist eingegangen, aber ich muss noch einmal genau nachdenken, wie wir die Dinge am besten auf den Weg bringen, damit zunächst einmal Recht und Gesetz gelten und vor allem der Gerechtigkeit dienen und das Grundgesetz wieder in seiner ganzen Schönheit erstrahlt. Menschenrechtsverletzungen sind in gar keinem Fall hinnehmbar, von Verbrechen gegen*

---

**4**  Name des Liebhabers.

*die Menschheit/Menschlichkeit ganz zu schweigen. Es muss eine vernünftige und sinnvolle Hierarchie von Prinzipien geben. Also nicht: Parkverbot vor Massenmord, mal als Beispiel. Ich bin so happy.*

Hier sehe ich mich wieder einmal als Opfer, das sich aber aus seiner Opferrolle befreit, indem es einen rechtsstaatlichen Weg einzuschlagen versucht. Bevor ich hier in schwierige Details gehe, kann ich verraten, dass es sich bei den »Menschenrechtsverletzungen« etwa um meine angebliche Entführung im Alter von drei Jahren und um die Polizeiaktion Anfang August handeln sollte. In meinen Augen waren das auch strafrechtlich relevante Delikte. Das Aufbrechen meiner Wohnung habe ich als Grundgesetzverstoß betrachtet: Unverletzlichkeit der Wohnung. Das macht dieses wütende innere Kleinkind so bizarr und so unheilvoll: Ein fast ungezähmter Zorn setzt alles daran, sich zu wehren, mit erwachsenen Strategien, in diesem Falle rechtsstaatlichen Mitteln. Für mich spricht, finde ich, dass ich an diesen Rechtsstaat geglaubt habe, bis zuletzt.

Und in diesem Sinn geht es weiter, auch als es später hart auf hart kommt: Als ich in die Klinik eingeliefert werde, weigere ich mich, Tabletten zu nehmen, bis ein Amtsgerichtsbeschluss vorliegt, nach dem Gewalt gegen mich angewendet werden darf. Erst dann füge ich mich in diese für mich zwar völlig ungerecht erscheinende, aber als nun einmal hinzunehmende Situation. Ich schlucke die Tabletten.

Aber noch ist es nicht so weit, ich kann mich immer wieder mit meiner Argumentation durchsetzen. Kein Wunder, dass eine Weile lang nicht jeder meinen Wahnsinn erkennt. In meinen Unterlagen finde ich auch ein Schreiben des Amtsgerichtes Köln von Anfang November 2013, wonach ein erster Versuch, mir eine Betreuung zu verpassen, gerichtlich abgelehnt wird. *In dem Betreuungsverfahren für Frau Christiane Wirtz wird von der Einrichtung einer Betreuung abgesehen.*

Wie kam das? Einfach so, dass ich bei einem Termin mit einem Sozialarbeiter der Stadt Köln meine Eltern als die eigentlich Schuldigen dargestellt hatte und dabei offenbar noch so »normal« wirkte, dass der Mann zu dem Schluss gekommen war, es handele sich hier wohl um eine Art Streit, der über die Behörden ausgetragen wurde beziehungsweise ich sei einfach nicht krank genug. Ich wühle in meinen Unterlagen und finde den Abschlussbericht. Darin steht:

*Es handele sich um Eltern, die nicht wahrhaben wollten, dass man auch Distanz zu ihnen haben wolle. Sobald sie andeutete, sie wolle etwas weniger Kontakt zu ihnen haben, forcierten sie einfach ihre Bemühungen um Kontaktaufnahme. Wenn dann wiederum sie selbst den Kontakt ganz unterbinde, stünden die Eltern dann plötzlich vor der Haustüre. Vollmachten habe sie nicht erteilt, allerdings bezeichnete sie ihren Bruder als absolute Vertrauensperson, die sie bevollmächtigen könne, aber nicht wisse, weswegen. Aber auch hier versuchten die Eltern teilweise, den Kontakt zu erschweren und zu unterbinden. Da er ja auch im Elternhaus lebe, wäre dies für sie recht einfach. Vollmachten sind nicht erteilt und eine rechtliche Betreuung wird abgelehnt. Aus hiesiger Sicht konnte Frau Wirtz ihren Willen frei äußern, und aufgrund der Ablehnung sollte gegen ihren Willen kein Betreuer bestellt werden.*

Die Ablehnung der Betreuung war für mich wie ein Triumph. Ich empfand sie als eine Anerkennung meiner Position durch die Behörden. Die reichte mir aber noch nicht. Ich legte sogar Beschwerde beim Amtsgericht ein: *Sehr geehrte Frau XY, Betreuungsverfahren? Wer hat sich denn das ausgedacht? Bitte nennen Sie mir Anlass und Urheber dieses merkwürdigen Vorgangs. Mir geht es hervorragend und ich brauche keinerlei Betreuung. Sollten aber etwa meine Eltern auf die Idee gekommen sein, sollten Sie sie wegen übler Nachrede und Verleumdung anzeigen. Herzliche Grüße Christiane Wirtz* (4. Oktober 2013).

Was sagt das Tagebuch?

Es sagt kaum mehr etwas. Darin ist nur noch von meinem Freund Georg aus Hamburg die Rede.

*Mittwoch, 18. September: Guten Morgen. Ein regnerischer Tag. War das ein schöner Abend gestern. Mit meinem guten Freund Georg noch spontan im Dorint Prosecco und Aperol Sprizz getrunken. Gesprochen hatten wir ja öfter und ich hatte seine Stimme gehört, endlich habe ich ihn gestern auch gesehen und wir haben über die Erlebnisse der vergangenen Monate geplaudert. Wahrscheinlich sehen wir uns auch heute und morgen. Er ist für sein Unternehmen auf einer Online-Messe, der größten in Europa, in der Nähe der Lanxess-Arena. Weiß terminlich noch nicht genau, wie die Gespräche mit seinen Geschäftspartnern laufen.*

Georg ist nicht der Einzige, mit dem ich in dieser Zeit noch Kontakt habe. Ich habe Kontakt zu meinem Bruder und auch zu einem bekannten Anwalt, mit dem ich mich wegen des Ärgers mit meinem Arbeitgeber bespreche. Er rät mir von konfrontativen Maßnahmen ab, und letztlich verlaufen alle rechtlichen Schritte im Sande. Die Ankündigung der Kündigung kommt dann Mitte November, die offizielle Kündigung wenig später.

Georg jedenfalls ist einer von denen, die mir nach der Psychose sofort die Hand reichen. Wir haben uns zwischenzeitlich wiedergesehen, er konnte sich vergewissern, dass ich jetzt wieder »die Alte« bin. Jedenfalls habe ich damals irgendwann, es muss so im Oktober/November 2013 gewesen sein, ziemlich abrupt den Kontakt zu ihm abgebrochen. Ich frage ihn über E-Mail, was er davon noch weiß.

Er schreibt: *Im Grunde nur, dass du den Kontakt sehr harsch abgebrochen hattest, mit etwas wirr erscheinenden Argumenten. Du wolltest sogar die Polizei verständigen, falls ich dich wie-*

*der kontaktiere. Du hättest einen Freund und ich sollte dich zufriedenlassen. Du wirktest aggressiv und verstört.*

Ja, so was in der Art hatte ich auch noch dunkel in Erinnerung. Wie ist das für ihn gewesen?

*Ich ahnte, dass du nicht du selbst warst. Ich hoffte einfach das Beste.*

Das war sehr mitfühlend von ihm, schon damals. Hat er denn Anzeichen vorher bemerkt?

*Du hattest Stimmungsschwankungen, die sehr ausgeprägt waren. Du hast dich sehr auffällig gekleidet und teilweise provozierend geäußert. Du hast eine Art Verschwörung gegen dich vermutet.*

Und wie hat er es nach alldem geschafft, sich so zu freuen, als ich mich wieder gemeldet habe? Ohne schalen Beigeschmack wegen dieser Geschichte? Wieso konnte er gleich wieder normal mit mir umgehen?

*Ich wusste, dass du damals nicht die Person warst, die ich vorher gekannt und geschätzt habe. Daher nahm ich dein ungewöhnliches Verhalten nicht persönlich und konnte, wie gesagt, das Beste hoffen.*

Mann, manchmal habe ich auch Glück. Wie gut, dass es Menschen wie Georg gibt. Für den Anfang sind Menschen wie er eine wunderbare Brücke zurück zu allen anderen, mit denen es nicht so einfach ist. Leute wie Georg öffnen mir mit ihrer mitfühlenden Art das doch etwas verschlossene Herz und machen es weiter auf.

Der Eintrag über Georg ist so ziemlich der letzte, den man noch als Tagebucheintrag bezeichnen kann. Danach lässt sich hervorragend ablesen, wie ich mich immer mehr in meinen Gerechtigkeits- und Aufklärungswahn hineinsteigere. Es finden sich in dem Buch nämlich nicht mehr zusammenhängende Textpassagen, sondern nur noch Stichworte. Ich bin von meinem eigenen Irrsinn gestresst. Ich notiere Namen und Adressen und Telefonnummern, E-Mail-Adressen. Wenn ich da jetzt hineinblicke, wird mir ganz schlecht, weil ich meinen Irrsinn an so viele Leute weitergegeben habe. So viel und so sehr kann ich mich gar nicht entschuldigen. Wenn ich in eine solche Scham verfalle, mache ich mir immer wieder selbst klar: Geh trotzdem weiter, es hat weder für dich noch für die anderen Sinn, in Untätigkeit und Depression zu verfallen. Diese Scham greift natürlich mein Selbstvertrauen und mein Selbstbild an, ich versuche die selbstanklagenden Gedanken aber zurückzudrängen.

Es ist ein Wust von Organisationen, Einrichtungen, Behörden, Zeitungen, Sendern, Kliniken, an die ich mich richte. Offensichtlich war ein Teil meines Gehirns aufs äußerste geschärft. Es sind mir Namen von Menschen eingefallen, an die ich mich jetzt nur ganz dunkel erinnere, oder Menschen, mit denen ich gar nicht so viel zu tun hatte.

So habe ich etwa mit einem Autohändler in Luxemburg telefoniert, wo ich ein paar Jahre gelebt habe. Den hatte ich irgendwie unter »positiv« eingeordnet und habe mit ihm über angebliche Unregelmäßigkeiten bei meinem Autoverkauf in Köln gesprochen, aber auch über meinen ehemaligen Lebensgefährten. Ich muss etwa dreimal mit ihm gesprochen haben. Er war sehr freundlich, jedenfalls schien ihm entweder nichts an mir aufzufallen oder er ließ sich das nicht anmerken.

Dann habe ich mit einer psychiatrischen Klinik in den USA telefoniert. Dort war ich 2008 zwei Wochen gewesen, die Umstände sind interessant, würden jetzt hier aber eine neue Geschichte erzählen. In dieser Klinik war ich natürlich auch zu Unrecht gewesen, davon war ich fest überzeugt. Ich wollte, dass sie sämtliche Unterlagen über meine Person herausrückten. Als ein paar Tage später ein Fragebogen bei mir eintrudelte, war ich empört. Statt Daten herzugeben, wollten die wieder neue von mir. Eventuell würde ein engagierter Datenschützer das genauso kritisch sehen, in meinem Fall war es aber so, dass ich durchaus vernünftige oder in gewisser Hinsicht nachvollziehbare Argumente benutzt habe, um meinen Verfolgungswahn zu bemänteln und zu rechtfertigen. Das machte es für Menschen, die mit mir Kontakt hatten, schwierig, in mir die verrückte Frau zu erkennen, die ich war. Später muss es dann offensichtlicher geworden sein.

Im Tagebuch folgen nun so gut wie keine Einträge mehr. Nur noch wildes Gekrickel. Namen, Telefonnummern, E-Mail-Adressen, teilweise durchgestrichen, weil offenbar nicht mehr für vertrauenswürdig befunden. Halt, hier ist ein Eintrag, der mir einen Hinweis gibt, dass nun das nächste Kapitel aufgeschlagen werden kann.

Montag, 23. September: *Guten Morgen. Ein bedeckter Tag heute. Die Handwerker sind draußen am Werkeln. Ich mache mich gleich auf den Weg zum Arzt, um die Mobbing-Krankschreibung zu bekommen, wie mir mein Bruder angeraten hat.*

# Krankschreibung

Was sollte das heißen, »Mobbing-Krankschreibung«? Dieser Phase war im September, soweit ich mich erinnern kann, ein Gespräch mit meinem Arbeitgeber vorangegangen, der darauf gedrängt hatte, ich solle mich krankschreiben lassen. Das war für mich ein Affront gewesen, und zwar gleich in zweifacher Hinsicht: Zum einen war ich sauer, weil überhaupt davon gesprochen wurde, ich sei krank. Zum anderen empfand ich die Tatsache, dass lediglich aufgrund von Hörensagen solche Urteile abgegeben wurden, als hinterrücks und gegen mich gerichtet. Zumindest hätte ein Arzt eine Beurteilung abgeben müssen. Ich erinnere mich nicht mehr an alle Details dieses Gesprächs, vermute aber, dass es von meiner Seite aus recht aggressiv gewesen sein muss. Jedenfalls bekam ich – das weiß ich noch genau – keine Antwort auf meine Frage: »Woher wollen Sie das wissen? Sind Sie Arzt?«

Letztlich fügte ich mich aber in die guten Ratschläge, die mir mein Bruder und andere gegeben hatten, darunter, wenn ich mich recht erinnere, auch der Rechtsanwalt, der mich wegen des Konflikts mit meinem Arbeitgeber beraten hatte. Ich machte mich also auf zu meinem Hausarzt. Der war mir aus vielen Gründen sympathisch. Im Unterschied zu anderen Ärzten, mit denen ich es in Köln versucht hatte, auch Psychiatern, nahm er nicht eine so besserwisserische Position ein, was die Krankheit an sich und den Umgang mit Tabletten betraf. Er vertrat, zumindest in meiner Erinnerung, nicht die weitverbreitete Ansicht, dass bei einer Psychose grundsätzlich keine Heilung möglich ist. Er war auch nicht der Auffassung, man dürfe unter keinen Umständen den Versuch unternehmen, die Medikamente auszuschleichen.

Das ist eine Minderheitenposition, wenn ich das einmal etwas pauschal zusammenfassen darf. Der Mainstream der Psychiater, die ich kennengelernt habe – meinen jetzigen Psychiater nehme ich davon aus – hat leider nicht viel Positives zu bieten. Es heißt immer nur: Nehmen Sie Ihre Tabletten, verhalten Sie sich unauffällig. Keine Antworten auf die drängenden Fragen, woher denn diese Krankheit überhaupt kommt, keine präzisen Auskünfte auf die Frage, was genau da im Hirn passiert, außer dass irgendwie der Botenstoff-Haushalt durcheinandergeraten ist. Stattdessen gibt es unter einigen Psychiatern einen unguten dogmatischen Streit, ob jetzt genetische oder entwicklungspsychologische Ursachen oder auch Stress-Situationen für Psychosen verantwortlich sind oder vielleicht alles zusammen, und es geht auch um den Sinn und Unsinn von Psychotherapie. Ich habe vor Kurzem in einem Radio-Feature gehört, dass die Pharmaindustrie inzwischen offenbar selbst so weit ist, sich ihr relatives Scheitern einzugestehen,[5] vor allem im Hinblick darauf, dass Tabletten zwar die psychotischen Symptome zurückdrängen beziehungsweise aufhalten, sie aber nicht heilen können. So arbeiten diese Firmen nicht an der Ursache, sondern verschönern das Krankheitsbild und machen den Patienten (meistens) wieder gesellschaftsfähig, aber zu einem hohen Preis, denn die Nebenwirkungen schränken in vielerlei Hinsicht die Lebensfreude ein.

Nun ist das ja auch schon eine Intervention, für die viele Betroffene, wenn auch nicht alle, zumindest relativ dankbar sein

---

5    »Zudröhnen oder Ausschleichen? Die neuen Pfade der Psychiatrie«;
     Feature auf WDR5 vom 8. Oktober 2017.

können. Für die meisten ist es ein Segen, aus ihrem Wahn wieder herauszukommen, die wenigsten wünschen sich in diesen Zustand zurück, auch wenn sich meiner Meinung nach viele Erkenntnisse über sich selbst aus der Psychose herauslesen lassen. Doch diese Diskussion wird uns im nächsten Kapitel noch einmal begegnen, deshalb komme ich jetzt auf meinen Besuch beim Hausarzt zurück und versuche mich zurückzuversetzen in diese September- und Oktobertage.

Ich habe also eine freundliche Grundhaltung diesem Arzt gegenüber. Ich bin in seinem Besprechungszimmer und diskutiere mit ihm all die Ungerechtigkeiten, die andere Ärzte an mir verbrochen haben, indem sie mich mit den Diagnosen »Schizophrenie« oder »psychotisch« belegt haben. Er wendet dieses und jenes ein, aber ohne mich davon überzeugen zu wollen, dass ich krank bin. Er ist klug und versucht, mir die Tabletten anders schmackhaft zu machen, nämlich indem er sagt, man könne sie ja mal probehalber nehmen, nur um zu schauen, ob sich irgendetwas bessere. Ich willige ein, er verschreibt mir eine Packung »Abilify«. Ich habe regelmäßig einmal die Woche einen Termin bei ihm und nehme diese Termine auch wahr. Ich gehe sogar in die Apotheke und besorge mir tatsächlich eine Packung des Medikaments. Ich bringe die Krankmeldungen persönlich bei meinem Arbeitgeber vorbei, weil ich dann sicher sein kann, dass sie ankommen. Ich bekomme Krankengeld für die sechs Wochen, meine finanzielle Situation bessert sich leicht. Ich habe die Packung »Abilify« zu Hause bei mir liegen, aber ich nehme die Tabletten nicht. Ich nehme sie einfach nicht. Ich will sie nicht nehmen.

Nach diesen sechs Wochen schreibe ich meiner Krankenkasse, die mir Krankengeld zahlen will, dass ich gesund bin. Nach diesen sechs Wochen schreibe ich meinem Hausarzt, dass ich jetzt nicht mehr komme, weil ich ja gesund bin. Ich schreibe meinem Arbeitgeber: *Sehr geehrter Herr XY, nach fünf Wochen*

*Krankschreibung habe ich mich entschlossen, meinen Arzt nicht länger mit Krankschreibungen aufgrund von Wehwehchen zu belasten. Ich prüfe zurzeit mit meiner Krankenkasse und mit Menschen, die mich rechtlich beraten, Möglichkeiten einer finanziellen Existenz ohne Diffamierung als Kranke und unter Wahrung der rechtlichen Gegebenheiten. Wenn ich mehr weiß, werde ich Sie umgehend informieren.* Dieser Wunsch, nicht krank zu sein, beherrscht alles und regiert gegen jede echte Vernunft. Vernunft steht bei mir nur noch im Dienste meiner Sehnsucht, heil zu sein. Vernunft ist nicht die Herrscherin, sondern die Sklavin.

Für dieses Buch suche ich also vier Jahre später meinen Hausarzt auf, um mit ihm noch einmal über die Vorgänge von damals zu sprechen. Ich war zwischendurch schon dort und habe mich etwa bei einer der Sprechstundenhilfen entschuldigt, der gegenüber ich ziemlich unfreundlich gewesen bin. Sie hat es locker genommen und kann offenbar wieder ohne die Belastung von damals im Hinterkopf mit mir umgehen. Das Verhältnis zu meinem Hausarzt bei diesem Besuch war professionell, aber doch ein bisschen kühler als früher. Ich habe mich entschuldigt, er hat meine Entschuldigung angenommen. Dafür war ich wahnsinnig dankbar, weil es mir das Gefühl gegeben hat, nicht überall und mit jedem Menschen völlig von vorne anfangen zu müssen. Trotzdem hatte ich damals den Eindruck, dass erst einmal Gras über die Sache wachsen muss. Dieser Besuch ist jetzt schon ein wenig her. Ich laufe also zu dieser Praxis, die sich im Süden Kölns befindet. Ich nehme den Aufzug nach oben, grüße die von mir damals angepöbelte nette Sprechstundenhilfe freundlich, nehme Platz im hochmodernen Wartezimmer mit Arzt-Fernsehen und Kaffeeautomaten zum Selbstbedienen, warte einen Moment, werde abgeholt und in das Sprechzimmer geführt. Da sitze ich nun und nehme mein Aufnahmegerät mal wieder[6] heraus.

*Was haben Sie noch in Erinnerung? Wie habe ich mich damals verhalten?*
Ja, in Erinnerung ist mir ein reger Schriftverkehr und Briefwechsel. Sie hatten mich ja immer mal mit in den Schriftverkehr mit anderen einbezogen, anderen Professoren, anderen Doktoren, und daraus war zu erkennen, dass Sie sich von denen nicht gut behandelt fühlten. Wenn das jetzt nur ein oder zwei Beschwerden gewesen wären, hätte ich mir gedacht: Naja, das kann passieren. Aber langsam verdichtete sich doch das Bild und ich dachte mir: Da muss irgendeine Denkstörung, eine Wahnvorstellung, eine Psychose vorliegen. Das kann nicht mit rechten Dingen zugehen.
*Wissen Sie noch, wie ich mich hier in der Praxis verhalten habe?*
Mir gegenüber waren Sie eigentlich recht normal, aber ich musste mir von meinen Damen, speziell von Frau T., immer wieder anhören: Mensch, was ist denn mit der Frau Wirtz los? Das gibt es doch gar nicht. Die sei unverschämt und so weiter. Ich habe das erst einmal so stehen lassen, weil ich nicht genau wusste, was hinter diesem Verhalten steckt. Dabei war natürlich schon klar, dass man eine Helferin nicht so behandeln darf, da hatte ich keine Zweifel an dem, was Frau T. erzählte. Nur ich kannte Ihren besonderen Beweggrund eben nicht.
*Wie nervig war mein Verhalten für Sie? Das Anpöbeln von Frau T. und diese Briefe?*
Das war schon nervig. Mit der Zeit wurde immer klarer, dass da wahrscheinlich doch ein Wahn dahintersteht, aber am An-

---

6  Weil es ein längeres Interview ist und weil es hier auch um Experteneinschätzung geht, gebe ich es hier fast wörtlich wieder.

fang wussten wir das ja noch nicht. Und da haben wir uns natürlich gefragt: Was geht hier vor sich? Wir haben gegrübelt und uns auch Sorgen gemacht.

Meiner Erinnerung nach haben Sie ganz freundlich versucht, mich zur Einnahme von Tabletten zu bewegen. War das denn eine bewusste Taktik? Weil Sie gemerkt haben, ich bin nur noch so halb erreichbar?

Ich konnte schon einen Zusammenhang herstellen zwischen dem Absetzen von Abilify und diesem Wegdriften, und tatsächlich habe ich deswegen versucht, Sie vorsichtig wieder da rein zu bringen. Wenn jemand an solchen Wahnvorstellungen leidet, wie Sie sie ja zweifelsohne hatten, dann ist demjenigen nicht mit Argumenten beizukommen. Das ist wie bei Verschwörungstheorien, man kann noch so viel Argumente bringen, trotzdem bleibt derjenige felsenfest bei seiner Meinung. Deshalb gab es für mich nur den Ausweg, zu gucken, dass Sie wieder diese Medikation nehmen würden, von der Sie aber kein Freund waren, weil Sie dachten, gerade die bringt Sie eigentlich um die Ecke.

Nun sind Sie sicher nicht zum ersten Mal mit solchen Wahnvorstellungen konfrontiert gewesen. Sie sind zwar Hausarzt, aber so etwas kommt doch vor. Was ist Ihnen da so durch den Kopf gegangen? Es ist ja doch jeder Patient verschieden.

Ja, jeder Fall ist anders und deswegen ist es am Anfang so schwer, das, was mir der Patient erzählt, richtig einzuschätzen. Ich habe ja keine objektiven Maßstäbe, um das zu vergleichen. Wenn Sie sagen, Sie haben das so und so erlebt und der Professor Soundso hat das und jenes zu Ihnen gesagt, wie soll ich das von außen bewerten? Das ist ja schwierig. Zunächst glaube ich Ihnen natürlich erst mal, aber wenn sich diese Schilderungen auf einmal so sehr häufen, werde ich natürlich kritisch und habe zumindest einen Anfangsverdacht. Richtig beweisen kann

ich es ja nicht, ob Sie sich da jetzt irren oder einem Wahn unterliegen oder nicht.
Inwieweit sind Ihnen da als Hausarzt die Hände gebunden? Kann man diese Schwierigkeiten näher beschreiben? Wie schwierig es war, in Ihrem Fall, mit Ihnen umzugehen? Ja, wenn sich der Patient gegen eine Therapie sperrt, dann bringt es eigentlich nicht mehr viel, das Gespräch weiterzuführen, weil Gespräche eben genau nichts nutzen. Gute Argumente bringen dann nichts mehr, das kenne ich auch von anderen Patienten. Wenn die in ihrer Welt sind, dann sind sie in ihrer Welt und man kann versuchen, sie mit Chemie, mit bestimmten Substanzen dort rauszuholen. Und das ist dann auch ganz segensreich. Auch wenn die natürlich meinen, das ist totaler Quatsch, dann wird es problematisch. Für die Patienten selber ist die Welt ja in Ordnung, eigentlich. Mit der Einschränkung: Diese Welt hat sich halt gegen sie verschworen. Die gesamte Welt. *(Er lacht)* Warum sollte also der Patient, dessen Welt für ihn eigentlich in Ordnung ist, etwas ändern in Form einer Tablette? Das ist schwierig für ihn einzusehen.
Inwiefern steckt man da in der Zwickmühle? Sie wollen ja auf der einen Seite helfen, auf der anderen Seite kommt man da doch wohl an seine Grenzen ... Sie sind Profi, wie gehen Sie damit um?
Ich kann mich da abgrenzen, trotzdem ärgert es mich natürlich, wenn mein Personal schlecht behandelt wird. Aber ich kann Ihnen auch im Nachhinein keinen Vorwurf deswegen machen, Sie waren eben einfach krank. Sie können ja nichts für diese Krankheit und das waren einfach nur die Folgen der Erkrankung, daher kann ich das abhaken. Das war eben eine Phase, und die ist vorbei. Jetzt sind Sie wieder normal und wir können weitermachen.
Sie haben ja schon erklärt, warum Sie bereit waren, mich weiter zu behandeln. Da gibt es aber auch andere, die das nicht wollen ...

Also, ich finde, es ist totaler Kokolores, das persönlich zu nehmen. Einem Krebspatienten werfe ich ja auch nicht vor, dass er jetzt Krebs hat, wobei der sich im Zuge der Erkrankung möglicherweise auch verändert.

Was mein Hausarzt ausspricht, fasst zusammen, was ich mir am meisten von meinen Mitmenschen wünsche – auch wenn dieser Wunsch im Einzelfall vielleicht nicht einfach zu erfüllen ist: zu sehen, dass das Verhalten während der Psychose krankheitsbedingt war, das seltsame Gebaren, die Anschuldigungen, die Unfreundlichkeit nicht auf sich zu beziehen und sich diesen Schuh nicht anzuziehen. Nicht zuzumachen nach der Psychose und mir damit die Chance zu nehmen, diesem psychotischen Bild noch andere Bilder hinzuzufügen. Sich nicht von der Angst beherrschen lassen, so etwas könne jederzeit wieder passieren, und das Schlimmste sei zu erwarten. Alles in allem also ein wenig Empathie und Verständnis für meine Situation. Auch wenn das Bizarre an psychotischem Verhalten nicht dazu angetan ist, spontane Sympathie dafür zu entwickeln.

Ich stelle mein Aufnahmegerät wieder aus und erzähle noch ein wenig über meine Situation. Noch ist nicht alles im grünen Bereich, ich bin zwar aus dem Gröbsten raus, aber noch lange nicht völlig über den Berg. »Sie schaffen das schon, Sie sind eine Kämpferin«, meint mein Hausarzt, und ich weiß wieder, warum ich hier bin und nicht woanders. Denn ich komme wesentlich besser mit Anforderung zurecht als mit Einschätzungen, die mir nichts oder wenig zutrauen.

Hier ist sie wieder, meine Seite, die so gerne eigenständig sein möchte. Der große Vorteil an ihr ist, dass sie mich motiviert, selbst nach dieser letzten Katastrophe die Dinge wieder anzupacken, mich nicht zu vergraben, nicht aufzugeben. Sie gibt mir die Kraft, fast unablässig auf ein bestimmtes Ziel hinzustreben, in diesem Fall wieder finanzielle Sicherheit zu erreichen und einen echten Neuanfang hinzubekommen. Zugleich ist es aber genau diese Seite von mir, die während der Psychose so unglaublich hartnäckig jede Hilfe abgelehnt hat.

Und dann gibt es auch noch eine andere Seite in mir, die sich für Gerechtigkeit einsetzt und um Anerkennung kämpft, für sich und für andere. Diese Seite hat hier, indem sie dieses Buch schreibt, eine Chance, etwas Sinnvolles zu tun. Auch sie hat einen Schatten: Im verzerrtem Zustand der Psychose hat sie wie Don Quichotte praktisch gegen die gesamte Welt gekämpft.

»Gesundheit ist Balance«, das ist der Leitspruch meines Hausarztes. Im Hinausgehen lese ich ihn irgendwo, ich weiß nicht wo, auf einem Flyer oder auf Briefpapier. Ich muss lachen. Ich verabschiede mich von ihm, den ich im Moment nur einmal im Jahr bezahlen kann – er ist Privatarzt, und ich bin mittlerweile in der gesetzlichen Krankenversicherung.

Ich nehme mir vor, meine Situation so zu verbessern, dass es mir im nächsten Jahr zur Generaluntersuchung finanziell wieder etwas leichter fällt, diese privatärztlichen Rechnungen zu bezahlen. Ich bin gespannt, ob ich es 2018 hinbekommen haben werde. Ich wünsche dem Arzt alles Gute und verlasse die Praxis. Und denke schon auf dem Rückweg viel über jemanden nach, den ich bereits seit Anfang der 2000er-Jahre kenne und der mich sehr beeinflusst hat im Umgang mit dieser unseligen und dann doch auch irgendwie zur Gefährtin gewordenen Krankheit – im positiven Sinn beeinflusst, wie ich glaube. Um diesen Mann zu sehen, muss ich nach Heidelberg fahren. Es ist Dr. Gunther Schmidt, Arzt für Psychotherapie und Leiter einer privatärztlichen Klinik in Siedelsbrunn im Odenwald, der Systelios-Klinik. Dort bin ich nie gewesen, jedenfalls nicht als Patientin, sondern nur für ein Interview. Meistens treffe ich Dr. Schmidt im Milton-Erickson-Institut, und dort sind wir auch diesmal verabredet.

# Abwehr

Einen Teil des Weges nach Heidelberg, den letzten Abschnitt über die A 5 und die A 67, kenne ich gut. Sanfte Hügel, im Frühling mit blühenden Obstbäumen geschmückt, niedliche Häuser, eine helle, lichte Landschaft, die einem das Herz aufgehen lässt. Diesen Abschnitt des Weges bin ich auch vom Rhein-Main-Gebiet aus schon vor rund 15 Jahren gefahren – ins Milton-Erickson-Institut. Damals gab es den Supermarkt und das Einkaufszentrum noch nicht, wo man sich heute etwas zu Essen besorgen kann, wenn man Zeit hat, zu früh dran ist. Das Milton-Erickson-Institut befindet sich in einem mehrstöckigen Haus in einem Flügel in der vierten Etage. Seminarräume, Sekretariat, Küche, das Büro von Dr. Gunther Schmidt.

Ich bin zu verschiedenen Zeiten in meinem Leben zu ihm gefahren, nicht immer ganz regelmäßig, aber über die Jahre doch kontinuierlich. Aufmerksam wurde ich auf ihn nach meiner zweiten Psychose. Die erste, 2001, war ein Schock und eine Erfahrung, die ich einfach nur zur Seite schieben wollte. Ich war vier Wochen in einer psychiatrischen Klinik gewesen, wo es zwar auch Gespräche gegeben hatte, der Schwerpunkt der Behandlung aber auf einer sogenannten »medikamentösen Einstellung« gelegen hatte. Ich war noch völlig unter dem Eindruck dieser ersten Episode, als ich ein halbes Jahr später die Tabletten absetzte – zum frühestmöglichen Zeitpunkt, den mir die Ärzte während des Aufenthaltes eingeräumt hatten. Ich wollte deren meiner Meinung nach vernichtende Urteile einfach nicht beziehungsweise nicht so akzeptieren. Ich wollte nichts von »schizophren« wissen, ich wusste tatsächlich auch nichts darüber, nur die recht verzerrten Vorurteile, die so jeder kennt, mir war aber auf alle Fälle klar, dass es eine Art gesellschaftliches Todesurteil bedeutet, und das wollte ich natürlich nicht annehmen. Ich wollte mich vor allem nicht damit abfinden, dass man sich da einfach hineinfügen soll. Dass man da an seinem Schicksal nichts ändern kann. In dieser Situation erzählte mir eine Freundin von Dr. Schmidt.

Schmidt ist ein relativ bekannter Arzt für Psychotherapie, was ich damals noch gar nicht so wusste. Er arbeitet systemisch und hat die Milton-Ericksonsche Hypnotherapie mit der systemischen Therapie vereint. Ich erinnere mich nicht mehr genau, wie die Verbindung zustande kam, weiß aber noch, dass er sehr offen war und mir vor allem durch zweierlei sehr entgegengekommen ist: Zum einen darin, dass er versucht hat, mit mir Perspektiven zu erarbeiten, dass ich also Unterstützung erfahren habe in der Einschätzung, meine Situation sei nicht unabänderlich und völlig außerhalb meiner eigenen Kontrolle. Zum anderen in dem, was die systemisch Arbeitenden unter »Haltung« verstehen. Es besteht nämlich grundsätzlich ein selbst gestellter Anspruch auf »Augenhöhe« zwischen Therapeut und Klient. Das ist für jemanden ein absoluter Segen, der erfährt, dass er gleich mehrere Stufen auf einmal die gesellschaftliche Leiter hinunter purzelt, einfach nur weil er mit »schizophren« behaftet ist. Noch segensreicher ist es, wenn, wie im Fall von Gunther Schmidt, die »Augenhöhe« nicht nur ein Postulat, sondern gelebtes Selbstverständnis ist, das zumindest ich auch in jeder Hinsicht als echt empfunden habe.

Ich komme an und parke, betrete das Haus und nehme den Fahrstuhl. Die Tür zum Milton-Erickson-Institut ist, wie so oft, nicht verschlossen. Es reicht ein leichter Druck und ich bin drin, sehe an der Garderobe, dass Dr. Schmidt ein Seminar hält:

mehrere Mäntel türmen sich übereinander, es ist kein Kleiderbügel mehr frei, eine Mütze und ein Schirm liegen auf einem Tisch. Das Sekretariat ist heute, am Samstag, nicht besetzt, doch in der Küche, in der sich die Besucher Tee und Kaffee kochen können, stehen Obst und Snacks für die Seminarpause bereit.

Dr. Schmidt ist ein Multitalent. Ich höre seinen temperamentvollen Vortrag nebenan durch die Wände und warte darauf, dass er bald Pause hat. Pause, das heißt für ihn, zwei Minuten durchschnaufen. Denn innerhalb dieser Seminarpause stehe ich ja schon wieder bereit.

Er erscheint gut gelaunt vor seinem Zimmer, schließt auf, gibt mir erst einmal die Hand und bittet mich, diese zwei Minuten zu warten. Ich kenne das ja schon und kenne fast niemanden, der nach einer anstrengenden Lehrtätigkeit so schnell auf konzentriertes Zuhören umschalten kann, oder, wie im heutigen Fall, auf ein Interview. Ich verliere auch diesmal eine Bemerkung darüber, und er erzählt daraufhin, dass ihm seine Arbeit einfach so großen Spaß macht und er deshalb gar keine Ermüdungserscheinungen spürt. Ich muss schmunzeln. Während ich noch warte, fällt mein Blick auf einen Spruch, der an der Wand angepinnt ist: »Bitte nicht helfen. Es ist sowieso schon schwer genug.« Dr. Schmidt hat einen trockenen Humor. Ich freue mich auf das Gespräch.

Die Tür geht auf, ich kann in sein Büro kommen. Ich setze mich an einem Glastisch, der in der Mitte des Raumes steht, und zücke mal wieder mein Aufnahmegerät. Schmidt lehnt sich zurück und ich beginne mit meinen Fragen. Es sind viele. Es wird ein langes Interview.

Herr Dr. Schmidt, ich habe Sie schon einmal zu diesem Thema interviewt und auch zu anderen Themen. Und jetzt komme ich schon wieder mit dieser leidigen Sache. Wieso sind Sie eigentlich so freundlich und geduldig? Ich bin nicht grundsätzlich freundlich und geduldig, das hat immer mit der Situation und der Begegnung zu tun. Und in unserer Begegnung bin ich deswegen so, weil ich es einfach gut finde und es mich richtig beeindruckt, wie Sie mit diesen herausfordernden Situationen und mit diesen belastenden Erlebnissen umgehen. Ich habe klar den Eindruck, dass Sie so viel Potenziale und Ressourcen zeigen, dass Sie aus ihren Erfahrungen etwas machen. Und das finde ich anerkennenswert und förderungswürdig. Dabei muss man jetzt Ihr Verhalten während der Psychose gar nicht bagatellisieren. Ich habe einfach eine Zuversicht, dass Sie etwas Gutes daraus machen und habe das Gefühl, ich sollte Sie dabei unterstützen. Das ist der Hintergrund.

Das freut mich sehr zu hören. Noch einmal diese Psychosen-Geschichte. An was erinnern Sie sich noch (Mails usw.)?

Naja, wir hatten ja immer mal wieder lose Kontakt, nur eben in großen Abständen. Aber dann habe ich Sie, hauptsächlich in Mails, die ich von Ihnen gekriegt habe, so erlebt: Sie haben Signale geschickt, also Dinge geschildert, in die Richtung, dass Sie sich bedroht fühlen, dass da irgendwelche Fremdmächte oder Fremdkräfte auftreten, die Ihr Leben einschränken, die Sie gefährden. Die Art, wie Sie das geschildert haben, hat bei mir den Eindruck hinterlassen, oh, da interpretiert sie jetzt Zeichen, die im Alltag halt so laufen in einer Weise, die über das übliche Maß hinausgehen, so dass sie sich in eine Fantasie, oder man könnte auch sagen, in eine Wahnwelt begeben hat, den Eindruck hatte ich schon. Eine Wahnwelt mit Unterstellungen, dass der und der das und jenes böswillig gemacht hat, eher so Unterstellungen von Böswilligkeit anderer Leute, die ich ja nicht kannte, das kann ja auch mal sein, dass so etwas dann so ist, aber in der Art, wie Sie das dann geschildert haben, hatte ich schon den Eindruck, oh, jetzt ist sie irgendwie vielleicht in einer inneren Angstsituation, aus der heraus sie alle Sachen anders interpretiert, aber in einer Art, die ihr nicht gut tut.

Daraufhin habe ich mich innerlich quasi aufgerufen gefühlt, Ihnen Unterstützung anzubieten und Sie zu fragen, ob man das nicht mal anschauen und vielleicht eine andere Perspektive entwickeln könnte. Daraufhin kamen von Ihrer Seite Rückmeldungen, in denen sie mich sozusagen in die Gruppe der Verdächtigen eingereiht haben, der Böswilligen, die Ihnen Schlimmes antun wollen. Na, da habe ich es noch mal probiert und noch mal, weil ich den Eindruck hatte, Sie haben da vielleicht gerade irgendwelche Konflikte erlebt oder schmerzliche und enttäuschende Erfahrungen, irgendetwas Belastendes jedenfalls, und das hat dann zu dieser inneren Stress- und Angstsituation geführt. Und aus der heraus interpretieren Sie dann diese Sachen so. Als dann diese Reaktionen kamen, in denen Sie mich sozusagen auch verdächtigt haben, habe ich gedacht: Naja, das bestätigt meine Hypothese. Ich habe es dann noch einmal versucht. Aber daraufhin haben Sie ja recht heftig reagiert mit Antworten wie der, dass da jetzt gleich Ihr Mann kommt und Sie unterstützen wird. Und ich habe mir gesagt, also, ich habe jetzt nicht in Erinnerung, dass sie einen Mann hatte. Das war für mich dann schon ein deutliches Zeichen, dass Sie sich in einer Fantasiewelt befunden haben. Als Sie dann gesagt haben, ich solle keinen Kontakt mehr mit Ihnen aufnehmen, Sie wollten keinen Kontakt mehr, wollte ich das auch respektieren. Ich habe befürchtet, Sie würden alles andere als anmaßende Grenzüberschreitung erleben. So etwas wirkt ja nur angstverstärkend und ich wollte Sie auf gar keinen Fall in eine solche Angst hineintreiben.

Wie war das für Sie, mit ansehen oder mitbekommen zu müssen, wie ich drauf war, und mitzuerleben, wie vieles von dem, was ich mir erarbeitet hatte, einfach zusammenbricht?

Das hat mich richtig geschmerzt und beschäftigt, weil ich Sie in den Jahren vorher, wo wir immer mal wieder Kontakt hatten, so erlebt habe, dass Sie aus schwierigen Sachen, immer wieder tolle Entwicklungen gemacht haben, eben auch nachdem Sie Rückschläge erlitten hatten und zurückgeworfen wurden. Da habe ich dann gedacht, och, Mensch, da macht sie sich, natürlich ungewollt, aber in dieser Entwicklung macht sie sich so viel kaputt und die Folgen hat sie ja nachher zu tragen. Doch ich habe in dem Moment keine Möglichkeit gesehen, Sie davor zu beschützen oder zu bewahren, ich hatte ja keinen Auftrag. Das war mein Dilemma. Ich habe mir sogar überlegt, anzurufen und noch mal mit Ihnen zu reden. Irgendwann habe ich es wohl auch mal probiert. Aber letztlich habe ich beschlossen, zu respektieren, was Sie sagen, Sie also ernst zu nehmen: Sie wollen keinen Kontakt. Sie wollen, dass ich Sie in Ruhe lasse. Dann müssen Sie eben die Folgen tragen, so bedauerlich das ist. In der Hoffnung, dass wir später, wenn Sie sich wieder sich auf unsere Konsensus-Realität orientiert haben, so nenne ich das mal, noch einmal miteinander arbeiten könnten. Ja, es hat mich beschäftigt, es hat mich auch geschmerzt, weil ich da Anteil genommen habe. Ich dachte: Das hat sie nicht verdient, dass da so viel kaputtgeht.

Ich habe Sie, glaube ich, auch beleidigt. Wieso konnten Sie mir nach der Psychose und dem Klinikaufenthalt einfach wieder die Hand reichen? Also mit mir weiterarbeiten?

Das kann ich Ihnen klar sagen. Wenn Sie formulieren, Sie hätten mich beleidigt, dann stimmt das einerseits. Aber in meinem Denken beschreibe ich das ganz anders. Für mich sind Sie auch nicht als ganze Person psychotisch gewesen. In meinem Denken gibt es eine Seite in Ihnen, die verwirrt war. Für diese Seite kann es natürlich genetische Dispositionen geben, aber alle Erfahrungen, die ich habe, bestätigen, diese genetische Disposition wird entscheidend von der Lebensgeschichte beeinflusst. Wir haben in unserer Arbeitsgruppe bei Helm Stierlin zehn Jahre oder noch länger, ach, fünfzehn Jahre intensiv Forschung betrieben über die psychosoziale Dynamik in beziehungsgestörten Familien, die einhergingen mit Psychose-Entwicklungen, und da habe ich ganz viel Erfahrung und Wissen darüber sammeln können, dass es auch andere Seiten in diesen Menschen gibt. Von daher kommt meine Einschätzung, dass das keine rein körperliche Sache ist. Und selbst, wenn sie körperliche Aspekte hat, kann man sie durch Möglichkeiten der eigenen psychischen Gestaltung und der Beziehungsgestaltung auch steuern lernen. Deswegen waren das gar nicht Sie als ganze Person in meinem Denken, sondern – ich würde es mal metaphorisch so beschreiben – die Seite, die verwirrt ist und in ihrer Angst diese ganzen Verfolgungs- und sonstigen Ideen hatte. Das war eine verzweifelte, ängstliche Seite, die dann das Ruder übernommen hat. Aber von Ihnen als gesamter Person kenne ich ganz andere, sehr achtenswerte, sehr wertvolle, sehr kompetente Aspekte, und die will ich dann nicht ausblenden. Deswegen war für mich, als Sie wieder Kontakt hergestellt hatten, klar, dass ich jetzt wieder mit einer anderen rede, die ähnlich aussieht. Und die, mit der ich jetzt rede, hat es verdient, dass man ihr die Hand reicht. Und sie hat es verdient, dass man sie unterstützt. Dass sie gestärkt wird, um mit dieser verzweifelten, ängstlichen anderen Seite so umzugehen, dass diese nicht mehr das Ruder und die Regierung übernimmt. Aber damit Sie diese andere Seite in einer guten Weise handhaben können, in einer Weise, die Ihnen hilft im Leben – dafür braucht man Unterstützung. Diese Unterstützung wollte ich Ihnen anbieten.

Ich stelle mir das immer so vor, dass das eine verletzte Dreijährige in mir ist, die irgendwie von der Mutter tatsächlich festzuhalten versucht wurde. Ich habe noch Bilder im Kopf, wie meine Mutter mich festzuhalten versucht und ich als Kind schon probiert habe, von ihr wegzugehen. Als ob diese Dreijährige, die diese Verfolgung erlebt hat, weil meine Mutter möglicherweise traumatisiert war und sich deshalb an mir festgeklammert hat – als ob also dieses kleine Kind und die Wut dieses kleinen Mädchens mit Mitteln der erwachsenen Christiane ihr Unwesen treibt. Kann man sich das so erklären, dass da ein Anteil unentwickelt zurückgeblieben ist, der dann praktisch hochpoppt?

Ja, das ist genau das, was ich mit dieser Metapher meinte. Ob das dann tatsächlich so war, sei einmal dahingestellt. Da muss man Ihre Mutter gar nicht beschuldigen. Überhaupt nicht. Die hat damals gemacht, was sie nach bestem Wissen und Gewissen machen konnte. Das ändert aber nichts daran, dass Sie das anders erlebt haben. Und wenn das dann, man könnte fast sagen: eine quasi-traumatische Erfahrung ist, dann passiert es ganz oft, dass das abgespalten wird. Die Menschen können das nicht verarbeiten und sie können auch der Situation nicht entrinnen – ein Kind kann das ja so nicht –, und so spalten sie es ab, dissoziieren es, um irgendwie durchs Leben zu kommen. Dieses Abgespaltete ist aber trotzdem da und wirkt in einem, und wenn dann Situationsbedingungen in der jeweiligen Gegenwart kommen, die gewisse Ähnlichkeiten aufweisen und unbewusst als ähnlich erlebt werden, dann funktioniert es wie ein Trigger. Inhaltlich kann es ganz anders sein, aber wenn man sich durch irgendetwas wie zum Beispiel berufliche oder durch finanzielle Nöte wieder gepackt, hilflos ausgeliefert fühlt, dann stößt das oft diese Erlebnisnetzwerke von damals an. In der Hirnforschung gibt es dann das sogenannte Hebb'sche Gesetz oder die Hebb'sche Regel, die da lautet: Zellen, die miteinander feuern, vernetzen sich, und wenn sie einmal miteinander vernetzt sind, dann feuern sie miteinander. Das ist wie bei Traumatisierungen, wenn jemand einen »Flash Back« erleidet. Da brauchen Sie nur ein, zwei kleine Reize, die mit der damaligen Situation gar nichts zu tun haben, aber sie werden unbewusst als ähnlich erlebt, und das stößt dann das gesamte damit verbundene Erlebnisnetzwerk an. Das heißt aber auch, diese Seite, die da aufgekommen ist, wird natürlich als pathologisch und krank und Ausdruck von Unfähigkeit angesehen. In meinem Denken, in dem, was mich in meiner Arbeit leitet, ist das anders zu behandeln. Es gibt gar kein »Entweder-oder«. Man kann das Psychotische ruhig so sehen, aber damit das hilfreich und konstruktiv wird, müsste man auch schauen, welche Bedürfnisse sich da melden, Bedürfnisse nach Sicherheit, Schutz, nach »Du hast einen sicheren Platz und darfst trotzdem Deine Gestaltungsräume haben«. Und: Wie könnten diese Bedürfnisse heute verstanden und berücksichtigt werden? Denn nur so lässt sich Nutzbares daraus machen. Aber natürlich ist das nicht nutzbar, wenn diese verrückte Seite regiert.

Konnten Sie nachvollziehen, warum ich die Tabletten ausgeschlichen habe, wieso?

Ja, natürlich. Also, da haben Sie ja Gründe gehabt, die viele haben. Das geht nicht nur Ihnen so, weil die Tabletten ja bestimmte Nebenwirkungen haben, das merken Sie ja sicher selber. Wirkungen und Nebenwirkungen gehen in eine ähnliche Richtung. Die sollen ja bestimmte Wirkungen auf die emotionale Reaktion im Sinne von eventueller Beruhigung, Stressreduktion und so weiter bringen. Und da haben Sie natürlich auch die einschränkenden Effekte, dass man beispielsweise Emotionen oft nicht mehr so intensiv spürt, was ja auch das angestrebte Ergebnis ist, nämlich insgesamt das Erleben etwas zu dämpfen. Manche Leute schildern mir das dann so, dass sie sich fast wie eingemauert fühlen, in mancher Hinsicht und abgesehen von anderen Nebenwirkungen: einige nehmen zu und sowas. Es ist in etwa so, als ob der eigene erlebte Autonomieraum durch die Medikamente von vielen Leute als eingeschränkt erlebt wird. Andere Leute wiederum sind ganz froh darüber und sagen, mich beruhigt das, es ist so, als wenn mich jemand begleitet, wie ein Unterstützer, und das gibt mir gerade ein gutes Gefühl. Aber wenn man die Einschätzung hat, dieses Medikament engt mich ein, ich will mich da nicht so abhängig machen, dann ist es ganz verständlich, dass man die Tendenz hat – gerade, wenn es längere Zeit gut gegangen war – zu sagen: Ich probier's mal, das allmählich auszuschleichen. Ich möchte nicht dafür plädieren, auf gar keinen Fall, weil das Ausschleichen manchmal ja auch sehr ungünstige Folgewirkungen hat, das haben Sie ja selbst erlebt. Aber dass der Impuls, dass der Wunsch da ist, das kann ich nachvollziehen. Man müsste halt schauen, ob man nicht doch dabei bleibt, die Medikamente zu nehmen, aber diesen Wunsch zugleich anerkennt und guckt, ob man nicht mit relativ wenig klarkommt und sogar mit Medikamenteneinnahme ein bisschen mehr für diese innere Unabhängigkeit tun kann.

Warum merken die Betroffenen nicht, dass sie sich verändern. Beziehungsweise wieso fällt ihnen das so schwer?

Wenn das abrupt ginge, würde man es, glaube ich, eher merken. Sie haben es ja selbst gemerkt, sogar in der intensiven Form Ihrer Wahnentwicklung, als Sie etwa den Amtsgerichtsbeschluss gelesen haben. Da haben Sie sich dem quasi untergeordnet und sind nicht verzweifelt rumgelaufen oder haben sich gewehrt oder geschrien, sondern haben gesagt: okay. Das heißt, es muss ja immer noch eine Art Rest-Beobachterhaltung da sein, die diese Zeichen von außen in der Realität mitkriegt und in einer guten, sozialverträglichen Art interpretieren kann. Wenn das schleichend geht, ist das wie ein Gewöhnungseffekt. Wenn das abrupt geht, kriegt man es schneller mit: Was ist denn jetzt los? Eben war ich noch so, jetzt bin ich ganz anders. Es ist vielleicht ein blöder Vergleich, aber für mich passt er schon ein bisschen: Wenn man einen Frosch in heißes Wasser schmeißt, springt er gleich heraus. Wenn er aber in kaltem Wasser liegt und es ganz behutsam erwärmt wird, bis es kocht, dann springt er nicht raus, weil er sich dran gewöhnt hat und irgendwann apathisch wird. Und das macht ihn fertig. Und dieses Schleichende, Subtile ist das, was einen in eine innere Ungewissheit bringt: Kann ich das jetzt so interpretieren oder so? Man könnte es auch so sehen, wie man es jetzt verändert sieht. Und dieser Gedanke stärkt allmählich die Tendenz, darüber hinaus zu gehen – es sei denn, man hat eine unterstützende Rückmeldung von anderer Seite, die das aufgreift und einem hilft, wieder auf die Meta-Ebene zu gehen. Im Grund genommen ist so etwas ja nur eine intensive, massive Verstärkung dessen, was uns im Alltag ja auch passiert. Nehmen wir mal an, Sie sind mit jemandem zusammen und haben ein schönes Gespräch und dabei eine stimmige, schöne Gefühlslage. Plötzlich sagt der irgendetwas, das Sie kränkt oder verletzt, oder er oder sie verhält sich komisch – dann kann das blitzschnell die Stimmung verändern. Aber manchmal merkt man es gar nicht so sehr, sondern subtil. Und allmählich kriegt man so eine Grantigkeit mit und findet diese völlig stimmig. Das wiederum hat Auswirkungen auf die Kognition. Dass nämlich auch die Gedanken beeinflusst werden, die üblichen bewussten Überlegungen, das ist bestätigt. Die Kognition wird da als Bestätigung der veränderten Gefühlslage hergenommen. Und das führt dazu, dass man den eigenen Sachen gegenüber immer unkritischer wird. So jedenfalls erkläre ich mir das.

Stellen Sie sich vor, Sie hätten jemanden gehabt, der Sie unterstützt und die ganze Zeit gesagt hätte: »Überleg dir das doch mal, schau, wir können mal so drauf gucken – und das mit einer achtungsvollen Haltung: Man kann es ja verstehen, dass du das so siehst, aber lass uns doch mal gemütlich darüber gucken. Könnte man es nicht auch anders sehen? Und dass du das jetzt so siehst, ist doch ein Ausdruck dafür, dass Du Unterstützung brauchst. Wie kann ich Dir sie geben?« Das beruhigt diese Ängste. Was die Medikamente nämlich machen, ist ein Herunterfahren des Angst- und Stresspegels – unter anderem. Und das ermöglicht wieder eine andere Sichtweise, eine andere Interpretation. Können die Stresspegel anders zurückgefahren werden – und das sollte auch durch soziale Möglichkeiten gegeben sein – könnte das also auch anders geschehen, als nur mit Medikamenten. Es gibt zum Beispiel Projekte, die ursprünglich aus den USA kommen und von Luc Ciompi entwickelt wurden, einem bekannten Psychiater, den ich sehr schätze und mit dem ich immer wieder im Austausch bin. Er hat in Bern ein sogenanntes Soteria-Projekt aufgebaut. Dessen entscheidender Punkt war: über Begegnung beruhigende, angstreduzierende, unterstützende Erfahrungen anzubieten. Die Auswirkungen sind ganz klar. Die Ergebnisforschungen zeigen, dass die Leute zum Teil ohne Medikamente oder mit viel weniger Medikamenten die gleichen hilfreichen Effekte erfahren. Aber wenn Sie das nicht haben, dann kann dieser schleichende Effekt einsetzen, und dann wird man immer unkritischer der eigenen Einschätzung gegenüber, und schon ist man drin.

Ich habe mir auch gedacht, was hätte man anders machen können. Ich habe mich gefragt, warum war keiner da, der es am Anfang beharrlich und behutsam versucht hat. Ich glaube nicht, dass es gereicht hätte, wenn jemand auf mich zugekommen wäre und gesagt hätte, meinst Du nicht, dass es gut wäre, Tabletten zu nehmen? Aber wenn jemand beharrlich und behutsam auf mich eingewirkt hätte, dann hätte ich die Tabletten möglicherweise genommen, ich habe ja auch über meinem damaligen Lebensgefährten Medikamente akzeptiert. Der hat auch irgendwann einmal zu mir gesagt, nimm doch die Tabletten. Und so wenig wie wir insgesamt harmoniert haben – in diesem Punkt hat er sich ganz toll verhalten, er hat es ganz liebevoll gesagt, vertraue mir jetzt einfach mal, nimm doch die

Tabletten und tue das jetzt einfach mal mir zuliebe. Und Du wirst sehen, wir können ja dann später noch mal drüber reden, ob wir die dann absetzen. Und dann habe ich die genommen.

Genau. Das ist es, was ich meine. Da haben Sie eine unterstützende Beziehung gehabt, die Sie nicht zurückgewiesen und abgewertet hat, sondern die anteilnehmend war und strukturgebend, aber auch etwas gefordert hat von Ihnen – aber nicht gefordert in einem Druck machenden Sinne, sondern in einem Anteil nehmenden Sinne. Und dann ist sowas leichter annehmbar. Sie haben es ja dann auch gemacht.

Sind Sie generell dagegen, dass versucht wird, auf die Tabletten zu verzichten? Oder wie müssten die Bedingungen sein?

Also, da würde ich erst einmal zur Vorsicht neigen. Da ist Vorsicht immer besser. Das hieße für mich: lieber Medikamente nehmen. Wenn man überhaupt erwägt, die Medikamente zu reduzieren, würde ich sehr empfehlen, dass man das nicht einfach so macht. Aus meiner Sicht ist es nicht hilfreich, eine Schwarz-weiß-Diskussion zu führen. Medikamente ja oder nein. Die Medikamente sollen – und das machen sie bei manchen Leuten ja leider nicht immer – bestimmte Funktionen gewährleisten, die es einem ermöglichen, ein gutes Leben in unserem üblichen sozialen Konsens zu führen. Wenn diese Haltungen und die gewünschten Ressourcen anders erreicht werden können, dann braucht man keine Medikamente. Nur ist das nicht sicher, wenn man gerade in so einer Phase ist und so eine Neigung hat. Wenn man jetzt mal bei der Metapher von dem dreijährigen Mädchen bleibt, dann sollte man die sehr ernst nehmen. Man könnte auch sagen: Ihre Krankheit. Es kann immer mal wieder passieren, das Leben ist ja ein ständiges Auf- und Ab. Es ist ungewiss, ob man nicht wieder in Stresssituationen kommt. Dann könnte es ja passieren, dass diese verängstige und vielleicht auch wütende Dreijährige wieder massiv aktiviert wird, und zwar genau in der Richtung, dass sie bei Ihnen wieder das Ruder übernehmen könnte, sinnbildlich gesehen. Wenn Sie nicht sicher sein können – oder sagen wir besser – relativ sicher sein können, dass Sie diese Zeichen dann relativ gut erkennen, wenn Sie nicht umsteuern können, wenn Sie nicht sagen können »Ich achte drauf, ich übersetze das in Bedürfnisse, die ich jetzt habe und gucke, wie ich die erfüllt kriege«, wenn Sie da nicht ziemlich sicher sein können, dann würde ich immer Medikamente empfehlen. Man könnte natürlich parallel daran arbeiten, Sie zu befähigen und unterstützen, dass Sie die Anzeichen schneller bemerken, wenn so etwas kommt, um dann wirksam und schnell umsteuern zu können. Das würde ich aber immer noch auf Basis der Medikamente machen. Man muss immer wieder systematisch üben – das ist richtig Übungssache mit Strategien: Wie kann ich es merken? Was waren die ersten Zeichen damals, die ich jetzt im Nachhinein, im Rückblick vielleicht identifizieren könnte? Die ich zwar damals nicht identifizieren konnte, aber heute, und wie könnte ich jetzt lernen, systematisch, kraftvoll und wirksam umzulenken, dass ich da wieder in eine andere Richtung gehe? Das kann man üben und lernen. Ein Psychiater, der da sagt, er hält nichts von Psychotherapie, versteht halt nichts vom Geschäft. Es gibt genügend Psychiater, die gar keine psychotherapeutisch differenzierte, kompetente Erfahrung besitzen. Das muss man niemandem vorwerfen, denn es ist nicht das Hauptthema der psychiatrischen Ausbildung. Nur sollten diese daraus dann keine verallgemeinernde Behauptung ableiten! Ich habe es schon x-mal erlebt, nicht nur bei mir, sondern auch bei anderen Leuten, dass man sehr wohl psychotherapeutisch enorm gute Unterstützung leisten kann. Es gibt Untersuchungen, die zeigen: Mit Psychotherapie einer kompetenzorientierten Art sind die Ergebnisse einfach nachhaltig besser. Aber das spricht nicht gegen die Medikamente. Ganz im Gegenteil. Manchmal ist die Kombination besser. Und als Vorsichtsmaßnahme, damit man nicht ständig aufpassen muss, könnte eine Psychotherapie ja trotzdem sinnvoll sein. Das wäre meine Position dazu. Vorsicht walten lassen, aber gleichzeitig jemanden unterstützen, dass er wieder Selbstwirksamkeit erleben kann, unabhängig von den Medikamenten. Und selbst wenn jemand feststellt, da habe ich die Zeichen schnell erkannt und umsteuern können, wäre es denkbar, dass er sagt: Vorsichtshalber bleibe ich doch lieber bei den Medikamenten. Das könnte ich gut nachvollziehen, aber dann ist es eine gewählte Form, und darauf würde ich psycho-therapeutisch immer hinarbeiten.

Nun möchte dieses Buch zu einer öffentlichen Diskussion über das Thema »psychische Krankheiten« und »Psychosen« beitragen. Ist diese Diskussion notwendig, vielleicht sogar überfällig?

Aus meiner Sicht ist diese Diskussion ganz klar notwendig und überfällig. Sie wird immer wieder geführt, aber die Ergeb-nisse sind nicht durchgreifend. Es ist vielleicht kein böser Wille, aber immer noch Tatsache, dass bis heute viele Menschen in vielen Institutionen letztlich entwürdigend behandelt werden, nicht als gleichrangige, gleichwertige Menschen auf Augen-höhe. Ich vertrete da nur eine Position. Die biologisch-psychia-trische ist ganz anders. Aber meine Position hat damit zu tun, dass wir so viele Jahre mit vielen hundert Familientherapien geforscht haben, um die Beziehungsdynamik zu beleuchten und zu verstehen, was helfen kann, diese belastenden, gefähr-lichen Möglichkeiten auch selbst gut und konstruktiv zu steu-ern. Und zwar insbesondere da, wo man diese Psychosen über-setzt in die Frage: Was braucht jemand? Oder: Welcher Ruf nach Bedürfnissen wird hier signalisiert, und wie kann ich etwas dafür tun? Wenn man diesen Blick mit hineinnehmen würde in die Therapie, dann könnte aus einer reinen defizitorientier-ten Pathologisierung endlich eine würdige Begegnung auf Au-genhöhe entstehen. Denn diese entwürdigenden Behandlungen verstärken tragischerweise das Problem, und da brauchen wir eine andere Kultur, damit jemand da nicht ausgegrenzt, sondern gefordert wird in Richtung: »Hey, bleib auf dem sozialen Konsensteppich, da machen wir keine Abstriche, aber wir unterstützen dich und du bist auf einer anderen Ebene ein gleichrangiger und gleichwertiger Mensch und wirst auch entsprechend behandelt.« Das ist die beste Chance, wie man das konstruktiv wenden kann. Aber dafür brauchen wir noch viel gesellschaftlichen Diskurs.

Sie haben jetzt das Fachproblem und die Fachkontroverse angesprochen. Aber ist es nicht auch eine große Notwendigkeit, öffentlich zu diskutieren? Letztens, als ich gehört habe, dass Intersexualität vom Bundesverfassungsgericht als drittes Geschlecht anerkannt worden ist, habe ich gedacht: Vielleicht kommt noch der Tag, an dem ich erzählen kann »ich bin schizophren«, so als hätte ich gesagt, »ich habe Diabetes«. Ich glaube, dass mit dem Thema immer noch sehr, sehr viel Angst und Scham verbunden ist. Wie sehen Sie das?

Ob wir das erleben, da bin ich ein bisschen skeptisch. Aber ich würde Ihnen und allen Menschen, die ähnliche Erfahrungen gemacht haben, sowieso empfehlen: Sagen Sie nicht »ich bin schizophren«, denn das beschreibt Sie so, als ob Sie als ganzer Mensch so wären. Sagen Sie: »Übrigens, habe ich schon erwähnt, ich habe eine schizophrene Neigung, aber ich bin auch ganz anders«. Erleben wird durch Aufmerksamkeitsfokussierung erzeugt. Und die Art, wie man sich beschreibt, ist eine Maßnahme der Aufmerksamkeitsfokussierung. Wenn Sie also sagen, »ich bin schizophren«, sieht es so aus als ob Sie das und sonst nichts wären. So, als würden Sie sagen: »Ich habe 'ne Knieoperation«, und dann würde jemand fragen: »Sind Sie das Knie von Zimmer 7?« Sie sind aber mehr als das Knie von Zimmer 7. Sie haben einen Reichtum an anderen Kompetenzen und, verdammt nochmal, das muss auch in den Blick. Sie haben vielleicht eine schizophrene Tendenz. Aber Sie haben noch viel mehr, und darauf muss der Fokus gerichtet werden, damit Sie gerade diese Tendenzen mit Kraft besser steuern können. Aber wenn es mal so käme, dass man sagt, »übrigens, ich bin blond, Sie sind brünett, und übrigens, welche Tendenzen haben Sie denn? Ah, Sie haben die Tendenz, irgendwie aggressiv zu reagieren auf Ihre Frau? Ich habe die Tendenz, schizophren zu reagieren, und was machen Sie mit ihrer Tendenz und ich mit meiner?« – wenn wir so weit kämen, das wäre phantastisch. Aber ob wir das noch erleben, da habe ich so meine Zweifel (lacht).

Wieso ist das Thema denn eigentlich so mit Angst und Scham behaftet?

Ich glaube, jeder Mensch hat eine Grundangst, aus dem Rahmen fallen zu können. Der Begriff »verrückt«, wenn man den wortwörtlich nimmt, dann hat er ja eine räumlich-metaphorische Komponente. Also ob Sie weggerückt sind, ver-rückt, wie wenn Sie einen Stuhl verrücken, eine Kommode verrücken, von ihrem stimmigen Platz. Ver-rückt, von wo weggerückt? Eigentlich von der Einigung des sozialen Konsenses. Und diese Grundangst, die durchzieht das gesamte Leben von Menschen. Menschen sind Beziehungswesen. Die wollen Autonomie, aber auch Bezogenheit. Helm Stierlin, mein früher Chef, hat das sehr schön auf einen Begriff gebracht: bezogene Individuation. Ich bin ganz individuiert, aber auch bezogen. Und wenn Sie nicht bezogen sind als Mensch, dann ist das eine sehr existentielle, bedrohliche Situation. Das kann man in der Evolution sehen: Menschen, die ausgegrenzt waren aus ihrer Gruppe, waren todesbedroht. Ausgegrenztsein aus der Gruppe war nicht nur fast gleichbedeutend mit sozialem Tod, sondern mit echtem Tod. Das heißt, massive Urängste können aktiviert werden, wenn man sich sorgt, dass man sozusagen die Ankopplung an die Gruppe, an den sozialen Konsens verlieren könnte. Da der soziale Konsens aber nicht objektivierbar ist, sondern ständig neu ausgehandelt wird, lebt man ständig in der Gefahr, nicht mehr im Konsensbereich zu sein. Ich zum Beispiel bin in einem kleinstädtischen, dörflichen Milieu aufgewachsen. Von heute aus betrachtet, kommt mir es mir vor, dass die Leute dort – und für mich war das natürlich damals die gewohnte Normalität – ständig damit beschäftigt waren, sich gegenseitig zu kontrollieren, man könnte auch sagen zu supervidieren, ob sie noch normal sind. »Wie geht es Dir?« Antwort: Normal. »Und wie ist es?« »Normal«. Also der Begriff »normal«, eigentlich ein Durchschnittskonstrukt, war ungeheuer wichtig. Aber warum war und ist er so wichtig? Weil dadurch dieses zentrale Grundbedürfnis nach Zugehörigkeit besser abgesichert erscheint. Jeder Mensch hat in sich die Sorge, er könnte abgekoppelt werden. Und wenn sich jemand anders verhält und abgegrenzt, dann ist das erst einmal eine riesige Bedrohung für alle Leute in ihrem Normalitätskonsens, der dadurch in Frage gestellt oder gefährdet wird. Da kommen gleich defensive oder auch aggressive Reaktionen. Außerdem wird einem dann oft noch ein Spiegel vorgehalten – denken Sie nur mal daran, was privat so läuft im inneren Erleben von Menschen und was davon nach außen kommuniziert wird. Das ist nicht das Gleiche, und paranoide Impulse, behaupte ich mal, haben so gut wie alle Leute, aber sie geben sie nicht zu. Bestimmte Sachen werden als sozial verträglich kommuniziert, andere nicht. Wenn sich jetzt jemand in den Augen der anderen plötzlich schamlos und unverschämt verhält und erfrecht, Sachen zu machen, die man vielleicht selbst auch schon machen wollte, sich aber nie getraut hat, dann ist das auch eine Art von Beleidigung für die Leute. »Was, die erlaubt sich ja Sachen und hält sich nicht an die Regeln!« Und gleichzeitig gibt es die Angst, »mir könnte es ja auch mal so gehen«. Dann wird das als fremd und bedrohlich ausgegrenzt. Es ist also Scham, aber mehr bei den Betroffenen. Bei denen, die ausgrenzen, ist es Wut und Angst. Und so geht das parallel.

Was kann man daran Ihrer Meinung nach ändern? Es ist ja ein altes Problem. Irrewerden. Griechische Tragödien beschreiben das. Warum sollte man trotzdem in unserer Gesellschaft etwas verbessern?

Dass man es ganz beseitigen kann, glaube ich nicht, aber man kann sicherlich die Wahrscheinlichkeit erhöhen, dass Stigmatisierungen seltener vorkommen, und vor allen Dingen kann man konstruktiv mit Psychosen umgehen. Ganz klar. Also als erstes wäre es wichtig, schon in der Erziehung darauf hinzuwirken. Im Aufbau von Beziehungserfahrungen wäre es wichtig, dass man Menschen achtungsvoll in ihrer Einzigartigkeit behandelt und sie ständig darin unterstützt, Regeln des sozialen Umgangs miteinander zu lernen, dass man aber auch respektiert, wenn sie andere Impulse haben. Es fängt damit an, dass man dann Kinder nicht ausgrenzt oder bestraft oder beschämt, sondern, dass man ihnen klare Regeln vermittelt, aber sie auch dafür achtet, dass sie das nicht wollen. Also: Dein Verhalten wird jetzt nicht akzeptiert, aber du als Mensch hast einen sicheren Platz mit Liebe und Unterstützung, und da gebe ich dir Halt und Orientierung. Du wirst in keiner Weise ausgegrenzt als Mensch. So würde jemand optimal in seiner Individuation unterstützt und bekäme gleichzeitig Beziehungsfähigkeit vermittelt. Was Sie berichten von Ihrer Dreijährigen ist so, dass sie eine fast sie gewalttätig eingrenzende Beziehung erlebt hat, aber zusammen mit dem Signal: »Ich brauche Dich so!« Das eine totale Zwickmühle, denn wenn ich mich abgrenze, dann lasse ich meine Mutter vielleicht im Stich. Sie ist ja so bedürftig; aber wenn ich mich nicht abgrenze, dann muss ich mein eigenes Ich aufgeben. Und in dieser wahnsinnigen Zwickmühle entstehen solche Sachen typischerweise. Wenn wir unsere Art ändern, wie man mit Kindern und miteinander umgeht, dann wäre das schon eine gute Voraussetzung dafür, dass solche Sachen nicht passieren. Und wenn dann jemand eine solche Entwicklung durchgemacht hat, dass er nicht ausgegrenzt wird, sondern intensive Zuwendung erfährt in Beziehungen, die ihm Halt geben und ihn wieder einladen. So wie Ihr Partner sich damals verhalten hat: »So wie du es jetzt machst, da gehen wir nicht mit, aber die Beziehung bleibt stabil, und da kannst du dich drauf verlassen, wir werden dich nicht ausgrenzen.« Das wäre ein wichtiger Punkt.

Was sagen Sie zu den Zuständen in den psychiatrischen Kliniken. Sind wir schon da, wo wir sein sollten?

Überhaupt nicht, wobei man die Kliniken und die Menschen, die darin arbeiten, jetzt nicht abwerten sollte. Die Leute bemühen sich sehr, und man muss auch sagen, es gibt da große Unterschiede. Es gibt ja psychiatrische Institutionen, die sich in einer eindrucksvollen, tollen Weise bemühen, achtungsvoll und unterstützend mit Menschen umzugehen. Aber es gibt leider immer noch viele andere. Vor allem, weil da auch viel zu wenig investiert wird. Die Therapeuten und Pfleger sind zum Teil einfach überfordert, wenn sie mit wenig Personal und vielen Patienten in schweren Krisen quasi alleine gelassen werden. Das ist emotional natürlich unheimlich belastend. Mit so wenig Unterstützung ist es vollkommen verständlich und auch zu erwarten, dass diese Menschen nicht mehr in einer wertschätzenden, würdigen Weise arbeiten können, selbst wenn sie es wollten, weil sie einfach am Rande der Belastbarkeit sind. Also müsste das geändert werden. Da die Gesellschaft in ihrer Mehrheit diese Probleme gerne zur Seite schiebt, fließen auch zu wenig Mittel in diesen Bereich. Das gilt für den ganzen Unterstützungs- und psychosozialen Bereich, für Erzieher und Erzieherinnen und für Leute, die alte Menschen pflegen – die werden am wenigsten mit Ressourcen versorgt. Das ist eine zentrale Komponente unserer Gesellschaft, die einfach noch sträflich vernachlässigt wird. An der Stelle muss noch viel geändert werden. Die meisten Leute, die ich erlebt habe in psychiatrischen Kliniken, wo ich viele Supervisionen gemacht habe, sind sehr gutmeinende, sehr engagierte Leute, die aber oft im Stich gelassen werden in ihrer eigenen Bedürftigkeit.

Welche Haltung haben Sie zu Zwangsbehandlungen?

Es gibt viele sozialpsychologische Untersuchungen von Osgood und anderen zum Beispiel, die, glaube ich, 21 Kulturen untersucht haben, wie sie ihre Orientierung als Gesellschaft organisieren in Kategorisierungen zum Beispiel als gut/böse, gesund/krank, stark/schwach, aktiv/passiv usw. Dabei zeigt sich, dass jede Gesellschaft, damit sie funktionieren kann, bestimmte Regeln braucht. Und Abweichungen von Regeln werden durch korrigierendes Feedback beantwortet. Und das wird in unserer Gesellschaft, wie in den meisten, entweder nach dem gut/böse-Prinzip gemacht – dann kommt jemand in den Knast – oder nach dem gesund/krank-Prinzip. In der Psychiatrie geht es also um gesund/krank. Wobei es gar nicht um Psychotherapie in der Psychiatrie geht oder so etwas, sondern um Korrektur von Abweichungen, wenn Regeln nicht befolgt worden sind. Und da gibt es natürlich bestimmte Regeln, die aus meiner Sicht sinnvoll sind. In unserer Gesellschaft muss Selbst- und Fremdschädigung mit Korrektur beantwortet werden. Und das heißt, wenn die Leute nicht mehr selbst dafür sorgen können, dann wird Zwang ausgeübt. Das heißt, das Korrektiv kommt von außen, und das ist auch die Legitimation für Zwangsbehandlungen. Wie die ablaufen, das kann unterschiedlich ausgestaltet werden, aber grundsätzlich, glaube ich, wird eine Gesellschaft unter unseren Bedingungen ohne dieses Korrektiv nicht auskommen. Sie braucht einfach dieses Korrektiv. Jemand, der während einer Psychose aggressiv und psychopathisch wird und Leute massiv schädigt, der muss daran gehindert werden im Dienste des Schutzes der Menschen. Schließlich haben wir auch bei suizidalen Handlungen, selbstdestruktiven Handlungen die Regelung, dass der Mensch vor sich selbst geschützt werden muss. Solange er das nicht selber macht, muss die Aktion von außen kommen, und dann wird es eben bei Zwangsmaßnahmen bleiben.

Aber wie die durchgeführt werden, das kann sehr unterschiedlich sein. Man kann Leute demütigend unterwerfen, man kann aber auch mit Meta-Kommunikation arbeiten. Ich musste das selbst als Stationsarzt machen, es war immer unangenehm, ich wollte das auf gar keinen Fall, aber ich kam nicht drum herum. Es war aber ein deutlicher Unterschied auszumachen, wenn ich vorher und während der Aktion den Leuten gesagt habe: »Wir brauchen jetzt dieses und jenes Verhalten. Wir bitten Sie und fordern Sie auf, dieses Verhalten selbst zu bringen. Wenn Sie das Verhalten selbst nicht schaffen, gerade, dann können wir das nicht tolerieren, dann können wir nicht einfach zuschauen, dann müssen wir handeln. Wollen wir aber eigentlich nicht, uns ist lieber, Sie machen das selbst.« Aber das Ergebnis einer sozialverträglichen Handlung und auch einer sich selbst schützenden Handlung muss gegeben sein. Wenn die Wahl erst einmal angeboten worden ist, dann hat das auch für die Leute eine andere Wirkung. Dann ist es nicht mehr eine entwürdigende Dominanz-und-Unterwerfungs-Sache, sondern jemand fühlt sich verantwortlich für die Regeln, und wenn sie nicht anders eingehalten werden, übernimmt zum Beispiel der Arzt diese Funktion vorübergehend. Das ist dann nur eine Aussage über diese Sache und nicht über die Person an sich. Und damit wird es weniger demütigend und löst weniger Unterworfenheits-Erleben aus. Aber ich glaube insgesamt, dass wir nicht drum herumkommen.

Warum wird Psychotherapie bei Psychosen häufig immer noch als unwirksam angesehen? Wie sehen Sie das?

Im Moment ist der Mainstream, die dominierende Fraktion, die, die das biologisch-psychiatrisch betrachtet. Die geht halt davon aus, dass es sich quasi um Gehirnkrankheiten handelt, um Stoffwechseldefekte, und für diese somatisch orientierte medizinische Position macht Psychotherapie keinen Sinn. Die geht davon aus, das ändert doch nichts an dem Stoffwechselthema oder an der genetischen Disposition, also müssen wir zu somatisch wirkenden Methoden greifen, zum Beispiel zu Medikamenten bis hin zu Elektroschocks, die erst einmal nur auf der somatischen Ebene ansetzen, und dann kann man vielleicht psychoedukativ was machen. Das hängt mit der Annahme zusammen, wie man sich die Erkrankung erklärt und wie man sich hilfreiche Veränderungen vorstellen kann – obwohl es heute eigentlich längst gesichertes Wissen in der gesamten Hirnforschung, in der gesamten Evolutionsbiologie, in der Psychoneuroimmunologie und sogar in der Epigenetik ist, dass es sich um ein Wechselspiel zwischen Psyche, Körper und Umwelt handelt, und dass man da auf unterschiedlichen Ebenen ansetzen kann und sollte. Und eine dieser entscheidenden Ebenen, die ja Selbststeuerung unterstützen sollte, die ist eben über Psychotherapie gegeben. Wenn ich von dieser Prämisse ausgehe, was ich persönlich tue, dann würde ich natürlich Psychotherapie als zwingend sinnvoll und notwendig ansehen. Wenn ich aber davon ausgehe, dass das einfach nur eine rein körperliche Sache ist, dann macht das keinen Sinn. Aber da ist auch das Tragische wieder, dass längst bekannte und differenzierte Forschungsergebnisse, die diese Unterstützungsmöglichkeit über Psychotherapie belegen, quasi unverbunden in der einen Welt verhandelt und in der anderen Welt kaum zur Kenntnis genommen werden. Die biologisch-psychiatrische Welt, da gibt es einige Leute, die viel über diesen Bereich wissen, aber nicht informiert sind über die Möglichkeiten der anderen Seite. Und dann wird das noch im Entweder-oder-Stil betrachtet. Und das ist gerade für die Betroffenen das Blödeste. Es spricht nichts gegen Medikamente, auch wenn man Psychotherapie macht. Und es spricht nichts gegen Psychotherapie, wenn man mit Medikamenten arbeitet. Das Sowohl-als-auch wäre hier die empfehlenswerte Haltung. Aber dafür braucht es noch viel achtungsvollen Austausch. Den gibt es bis heute teilweise zwischen den wissenschaftlichen Welten nicht. Die eine wertet die andere ab. Das gilt auch für die psychotherapeutischen Welten, die werten manchmal auch die biologisch-psychiatrischen Kollegen ab und umgekehrt. Das ist für niemanden hilfreich, und für die Klienten schon gar nicht.

Sind Sie der Auffassung, Schizophrenie sei unheilbar?

Wissen Sie, da kann ich gar keine klare Aussage machen. Und außerdem wäre das auch nicht meine Fragestellung. Ich gehe einmal von der Worst-case-Variante aus. Selbst, wenn ich sage, diese schizophrene Tendenz ist nicht heilbar, heißt das für mich nicht, dass man da nichts machen kann. Ich habe jede Menge Klienten erlebt, und auch von meinen Kollegen weiß ich es, dass ihre Klienten gelernt haben, mit diesen Tendenzen in einer konstruktiven und hilfreichen Weise umzugehen. Ich habe eine Doktorarbeit über Menschen mit juvenilem Diabetes gemacht, eine genetische Sache. In Bezug auf die Familiendynamik, die ich untersucht habe, gab es da unterschiedlichste Sachen. Da gab es auf der einen Seite Menschen, für die war das eine lebenslange Belastung, die konnten aber hervorragend konstruktiv damit umgehen und die haben ein gesundes Leben mit einer Lebenserwartung gehabt wie jeder andere auch. Und auf der anderen Seite gab es welche, die vollkommen destruktiv alles aus dem Ruder laufen ließen. Das heißt für mich: Sie haben vielleicht eine unheilbare Tendenz, aber es kommt darauf an, wie Sie mit dieser Tendenz, mit Kraft und Kompetenz Ihr Leben gut und achtungsvoll gestalten, und da kann man unheimlich viel machen – selbst, wenn die Tendenz als unheilbar in diesem Sinne definiert wäre.

Ist man als Psychotherapeut oder Psychiater von der allgemeinen Furcht vor diesen Themen und auch von einer eventuellen Stigmatisierung mitbetroffen?

Das ist eine sehr wichtige Frage. Das kann man auf verschiedenen Ebenen sehen. Die eine ist: Je mehr Sie sich mit ihren eigenen Prozessen, eigenen Konflikten, Ängsten aus dunklen Zeiten beschäftigt haben und mit viel Selbsterfahrung in sich zu einem guten inneren System integriert haben, desto weniger haben Sie Angst davor. Nun ist das keineswegs gewährleistet bei vielen Psychotherapeuten, und schon gar nicht bei Psychiatern, weil Psychiater nicht unbedingt eine fundierte psychotherapeutische Ausbildung mit viel Selbsterfahrung machen müssen für sich und ihre Prozesse.

Das ist in der Ausbildung von Psychiatern kein »Muss«. Man empfiehlt es, und viele machen das auch, aber nicht unbedingt so ausreichend, wie das wünschenswert wäre. Manche belassen es bei ein paar hundert Stunden, und damit ist es erledigt. Und dann ist ein Aspekt schon gegeben, dass die Angst, die man in der Bevölkerung hat, im jeweiligen Psychiater oder Psychotherapeuten auch wieder aufflackern kann. Gerade dann, wenn er bestimmte Sachen nicht integriert hat, macht ihm das besonders Angst, weil er dadurch einen Spiegel vorgehalten bekommt, und dann geht es in die gleiche Richtung.

Werden Psychiater nicht auch in eine blöde Ecke gerückt und tragen das Stigma mit?

Ja natürlich. Schon innerhalb der Medizinerwelt ist das so, dass Psychiater die am wenigsten anerkannte Statusposition haben. Da gibt es einen Witz: Was ist der Unterschied zwischen einem Chirurgen, einem Internisten und einem Psychiater? Der Chirurg kann viel und weiß nichts, der Internist kann nichts und weiß viel und der Psychiater kann nichts und weiß nichts.

Und auch, mit welchen Leuten sie sich beschäftigen – da gibt es auch innerhalb der Medizinerwelt, die sehr kognitiv orientiert ist, so etwas wie einen Normalitätsdruck. Als Psychiater ist man da immer verdächtig: Der spinnt wie seine Klienten. Also ein Internist oder ein Chirurg sind unverdächtiger. Wenn sie HNO-Arzt sind, dann beschäftigen Sie sich halt mit etwas Harmlosem. Diese rational-kognitive Dominanz in unserer Kultur – die bringt es! Das ist die gängige Auffassung. Es gibt noch einen weiteren Punkt, diese Ausgrenzungsgefahr für Psychiater führt dann wieder dazu, dass Sie manchmal Ihren Klienten gegenüber eine besonders normalitätsorientierte Haltung einnehmen, damit sie sich selbst abgrenzen können und nicht verdächtigt werden, zu spinnen wie die. Das gibt es auch.

Und ein weiterer Punkt ist: Wenn sich jemand intensiv mit Menschen beschäftigt, die gerade in einem schizophrenen Prozess sind, können Sie nicht hundertprozentig vermeiden, dass nicht solche Prozesse in Ihnen angeregt werden. Das nennt man heute in der Forschung Priming, Bahnung. Ich weiß das von mir. Wenn ich mich emotional intensiv eingelassen habe auf eine Kooperation mit jemand, bei dem der Wahn richtig geblüht hat, bin ich im Nachtdienst in der Psychiatrie schweißgebadet aufgewacht mit Angstträumen und habe gedacht, oh Gott, ich darf nicht mehr einschlafen, sonst werde ich psychotisch und komme nie mehr raus aus der Psychose. Jetzt bin ich mir sicher, dass ich nicht Psychose gefährdet bin, aber gerade dann, wenn Sie Anteil nehmen, bahnen sich in Ihnen natürlich auch Prozesse, dafür braucht man viel Erfahrung, und das kann man lernen. Das ist übrigens die gleiche Funktion, die auch Leute brauchen, die betroffen sind.

Mit fällt im Moment keine Frage mehr ein, mein Arm ist schon bis zum Schmerz angestrengt und Dr. Schmidt schaut auf die Uhr. Seine Pause ist bald vorbei. Wir verabschieden uns, verabreden uns für das neue Jahr, besprechen, wie genau wir mit diesem Interview umgehen, und ich verlasse das Milton-Erickson-Institut. Während ich mich im Auto schon gedanklich mit meinem nächsten Ziel beschäftige, dem Haus meiner Eltern, während ich die Adresse ins Navigationsgerät eingebe, kommt mir wieder einmal zu Bewusstsein, dass ich mich gerade mit einem der erfahrensten und mit unglaublich viel Verständnis und Mitgefühl ausgestatteten Experten in der Bundesrepublik unterhalten habe. Das kann ich nicht immer so erwarten. Eine Haltung und eine Einstellung wie die seine wird bestimmt für lange Zeit noch die Ausnahme bleiben.

# Kapitel 10

# Abwehr II

Ein Treffen mit meinen Eltern ist nicht derart einfach, dass ich es quasi auf der Rückfahrt von Dr. Schmidt noch schnell einfädeln könnte. Aber ich muss Fahrtkosten sparen und habe das Treffen vorbereitet, außerdem habe ich meinen Vater und meine Mutter nach der Psychose schon oft besucht, und wir haben das wundeste Thema zwischen uns bereits öfter angesprochen. Ich steuere das dreistöckige Haus in dem Dorf in Rheinhessen an, wo ich zur Grundschule gegangen bin und auch während meiner Zeit auf dem Gymnasium gewohnt habe. Kindheitserinnerungen ziehen vorbei, hervorgerufen durch die vorbeieilenden Bilder: die Weinberge, die Bank, auf der sich Wanderer ausruhen können, das alte Schulgebäude. In der Straße zum Haus meiner Eltern gibt es eine Baustelle – genau dort, wo früher mal ein Klassenkamerad von mir gewohnt hat, mit dem ich gespielt habe: Das einstöckige Anwesen wird um eine Etage erhöht. Ich registriere das alles und bin doch nicht ganz bei der Sache.

Denn das Thema wird meine Eltern möglicherweise noch mehr aufwühlen als mich selbst. Schon einmal habe ich sie befragt, und meine Mutter ist damals völlig aufgelöst gewesen. Ich habe ihnen diesmal extra vorab Fragebögen zugeschickt, damit die ganze Sache nicht so lange dauert und so bohrend wirkt. Ich will vermeiden, dass die gerade etwas abebbenden Schmerzen wieder lebendig werden. Aber als ich bei meinen Eltern ankomme, mein Auto parke, den kleinen Pfad zur Haustür hochlaufe, klingele und meine Mutter sehe, merke ich, es geht ihr nicht gut. Schon während ich sie umarme und wir gemeinsam vom Flur ins Wohnzimmer gehen, spüre ich, dass meine Eltern das Gleiche empfinden wie ich: Lass es schnell hinter uns bringen.

Wir setzen uns im Wohnzimmer auf Sofa und Sessel und schlagen erneut ein Kapitel in unserer gemeinsamen Geschichte auf, das einfach nicht abgeschlossen ist. Aber wir reden ja miteinander, das ist gut, trösten wir uns, auch wenn wir wohl alle schweigend daran denken, dass Reden leider nicht immer weiterhilft.

Ich weiß nicht genau, wie ich anfangen soll, und laufe deshalb erst einmal wieder in die Küche und koche mir einen Tee. Meine Eltern haben ihre jeweiligen Fragebogen vor sich liegen. Meiner Mutter kommen wieder die Tränen, mein Vater sitzt ein wenig hilflos und in sich versunken daneben und überlässt sie ihrem Schmerz. Ich komme zurück mit meiner Tasse Tee, stelle sie auf dem Tisch ab und setze mich wieder. Ich habe einen Mini-Plan. Zunächst die Chronologie, dann der Fragebogen.

Also Chronologie. Zurück ins Jahr 2013. Ich erinnere mich an drei Dinge, die mit meinen Eltern zu tun hatten. Im Mai oder Juni habe ich ihnen eine Mail geschrieben, dass ich keinen Kontakt mehr mit ihnen haben will. Im Herbst 2013 stehen sie vor meiner Tür. Ich öffne zwar, lasse sie aber nicht in meine Wohnung. Außerdem erinnere ich mich noch an Briefe, die meine Mutter an mich geschrieben hat und die ich ungeöffnet in den Papierkorb geschmissen habe. Denn in dieser Zeit hat sich der Wahn schon auf krude Art entfaltet und seltsame Verwachsungen entwickelt. In dieser Zeit habe ich bereits daran geglaubt, meine Eltern seien nicht meine richtigen Eltern, und habe ihnen böse Dinge unterstellt. Irgendwie wissen sie das und wollen es doch nicht so genau wissen, es tut ihnen weh und sie reden trotzdem nicht darüber. Das sind die Sätze, die zunächst aus ihnen herauswollen.

Mutter: *Für mich war das ein ganz großer Schock. Weil ich es ja vorher immer wegschieben wollte, wenn es dir nicht gut ging. Ich wollte dich gesund, glücklich sehen. Und ich musste begreifen, mit dem Glück ist es nicht so weit her. Es hat dich erwischt. Es hat uns alle erwischt. Die gesamte Familie ist mit dir krank geworden. Die Panik, dass du Probleme kriegst, die war so übermäßig groß für mich, mir sind alle meine Wünsche, die ich so in dich hineinprojiziert hatte ... die sind geplatzt. Ich habe plötzlich begriffen, und das war wie ein Schlag, ich habe begriffen, dass du krank bist. Ich wollte das nicht begreifen. Ich wollte es nicht begreifen, aber ich musste.*

Vater: *Es war mehr oder weniger eine Fortsetzung dessen, was wir vorher schon mehr oder weniger haben durchmachen müssen. Wir waren auch beim sozialpsychiatrischen Dienst in Köln und haben gesagt, dass wir eine Betreuung beantragt haben, bis wir dann von der Betreuerin erfahren haben, dass sie die Betreuung jetzt bekommen hatten, und daraufhin sind wir zu der Betreuerin gefahren und haben mit der Gespräche geführt, und ich habe denen auch verschiedene Unterlagen gegeben und die Betreuung hat letztendlich dazu geführt, dass du heute wieder ganz normal deinem Leben nachgehen kannst.*[7]

Mutter: *Ich habe körperliche Symptome gehabt, ähnlich wie bei Herzgeschichten. Ich bin umgekippt, und der Arzt hat mich dann notfallmäßig ins Krankenhaus bringen lassen. Heute weiß ich, dass das alles psychisch bedingt war. Mein Kopf ist nie mehr zur Ruhe gekommen, bis zum heutigen Tag nicht. Ich habe meinem Gehirn keine Auszeit mehr gelassen. Heute versuche ich das*

---

7 Es gab zwei Anträge auf Betreuung; der erste wurde vom Amtsgericht im Herbst 2013 abgelehnt, dem zweiten stattgegeben, das war dann schon im Jahr 2015.

*wieder, aber besonders erfolgreich bin ich nicht. Trotzdem will ich die Hoffnung nicht aufgeben, denn nur wenn ich hoffnungsvoll in die Welt blicke, kannst du mich auch so erleben. Und das will ich unbedingt. Ich möchte natürlich, dass von uns positive Impulse für dich ausgehen. Solange es dir gut geht, geht es mir auch gut.*

Vater: *Das ist ein Gefühl der Hilflosigkeit. Und wie gesagt, ich versuche, nicht nur gefühlsmäßig an die Sache ranzugehen, sondern auch verstandesmäßig, und verschiedene Möglichkeiten zu beschreiten, dich wieder in die Normalität zurückzubringen, und das war ja nur möglich über eine Betreuung.*

Meine Mutter steht auf, holt eine grüne Mappe aus dem Büro und schiebt sie mir rüber. In diesem Hefter hat sie alles Mögliche aufbewahrt, noch von der vierten Psychose, aber auch Telefonnummern, E-Mail-Adressen von der letzten Episode – nicht abgeschickte Briefe und Notizen. Notizen wie die, die ich finde, als ich die Mappe aufklappe:

*Die Kripo Köln hat sich am 19. August 2013 bei uns gemeldet und berichtet, dass Christiane Strafanzeige gegen XY erstattet hat. Christiane hatte nach Meinung der Kripobeamtin ein auffälliges, ungewöhnliches Verhalten. Die Frau von der Kripo Köln hat sich daraufhin mit dem sozialpsychiatrischen Dienst in Verbindung gesetzt und erfahren, dass Christiane dort bekannt war und der Dienst mit Christiane auch schon Kontakt hatte. Freunde und Nachbarn hatten den sozialpsychiatrischen Dienst informiert. Die Kripobeamtin hat dort auch unsere Telefonnummer erfahren. Sie hat uns auch geraten, eine Betreuung zu beantragen. Christiane hat ihr gegenüber erwähnt, ihre Wohnung verkaufen zu wollen, und sie meinte, man müsse Christiane unbedingt vor Schwindlern bewahren.*

Der folgende Brief ist undatiert und wurde nie abgeschickt, er muss aber kurze Zeit später geschrieben worden sein:

*Liebe Christiane, gerne würde ich mit dir über alles sprechen, aber du lehnst ja jeglichen Kontakt zu uns ab. Es war schon hart, im Treppenhaus zu stehen, und du schlägst die Türe vor unserer Nase zu. Ich will dir aber unbedingt sagen, dass wir heute beim Amtsgericht Köln eine Teilbetreuung beantragt haben. Von verschiedenen Leuten, z. B. der Kripobeamtin, haben wir erfahren, dass du nicht nur psychische Probleme, sondern auch ganz massive finanzielle Probleme hast. Der Rat der Beamtin ist eben diese Teilbetreuung, damit du nicht Opfer von Scharlatanen und Verbrechern wirst. Dein gesundheitliches Problem kannst du ja nach Aussage vieler Ärzte mit deinem Medikament lösen, geh in die Klinik und lass dir helfen ... Ehe du über das, was ich dir alles schreibe, ausrastest, überlege einmal scharf, wo deine Freunde sind und wo die ›sogenannten‹ ... Zeige uns dein Vertrauen und rufe an. Mutter.*

Ich klappe die grüne Mappe wieder zu und atme tief durch. Ich bin mit meinen Gefühlen und Empfindungen auf mehreren Gleisen unterwegs. Einerseits versuche ich zu begreifen, was meine Eltern mitgemacht haben. Es tut mir sehr leid, aber andererseits verspüre ich auch Mitgefühl für mein Selbst von damals. Es sprengt mich nach wie vor immer ein wenig auseinander, auf der einen Seite meiner verletzlichen Mutter gerecht werden zu wollen und mit ihr zu fühlen, auf der anderen Seite aber auch Verständnis für mich selbst zu haben, für einen kindlichen Anteil in mir, der endlich Autonomie haben wollte.

Meine Mutter und ich, wir haben schon öfter über meine Theorie von ihrer Traumatisierung gesprochen. Mein Vater hält sie für wahrscheinlich, weil er die unglaublich massive Angst meiner Mutter kennt. Meine Mutter weist den Gedanken nicht völlig von sich, kann aber auch nicht richtig etwas damit anfangen, beziehungsweise will es nicht. Es ist ihr zu viel. Sie hat, während ich psychotisch war, sowohl psychotherapeutische als auch psychiatrische Hilfe in Anspruch genommen, damit aber wieder aufgehört, als ich in die Klinik kam. Ich verstehe sie auf der einen Seite, verstehe, dass sie das nicht mag, denke aber manchmal auch, ich selbst kann mich nicht so bequem in meinen Schädigungen einrichten. Ich befinde mich also oft bei meinen verantwortlichen Ich-Anteilen, manchmal aber auch im verletzten, bockigen, immer noch wütenden Kind. Ich frage mich, ob ich es wohl jemals schaffen werde, es dauerhaft zu besänftigen. Vor allem, wenn ich Anzeichen ausmachen kann, dass sich meine Situation zum Besseren verändert, sitze ich mit meinem erwachsenen Ich fest im Sattel. Manchmal sehen die Tage aber trüber aus. Dann schaffe ich es nicht immer.

Meine Eltern und ich, wir machen tapfer weiter. Während sich mein Vater ein Glas Wein einschenkt, überfliege ich seine Antworten und suche nach Passagen, die ich nicht verstehe, oder nach Stichworten für Sachverhalte, die ich noch näher wissen will. Für meinen Vater muss der Tag besonders einschneidend gewesen sein, an dem meine Eltern nach Köln gefahren sind und ich ihnen die Tür gewiesen habe. Diese Psychose sei anders gewesen als die vorausgegangenen, meint er: *Als wir dich in Köln besuchen wollten, hast du uns die Tür vor der Nase zugemacht. Das war für mich das schrecklichste Zentralerlebnis.*

Beide betonen, dass sie sich im Stich gelassen gefühlt haben und sehr alleine waren. Ihr Glauben an die Kompetenz und Verlässlichkeit von Behörden hat wohl schwer gelitten. Mein Vater:

*Wir hatten uns an den sozialpsychiatrischen Dienst der Stadt Köln gewandt und auch einen Betreuungsantrag beim Amtsgericht in Köln gestellt. Der sozialpsychiatrische Dienst sah sich außer Stande, Maßnahmen zu ergreifen, weil er dich nicht errei-*

*chen konnte. Der Betreuungsantrag[8] ist vom Amtsgericht Köln abgelehnt worden. Rechtsmittel, die ich eingelegt hatte, sind bis heute nicht beantwortet. Letztlich haben sehr wahrscheinlich die Nachbarn im Haus die Betreuung erreicht, die auch stattfand und aufgrund qualifizierter Betreuer auch zur Wiedergenesung führte.*

Meine Mutter bringt ihre Gefühle zum Ausdruck, die diese ganze Geschichte in ihr auslöst. *Manchmal spüre ich Wut. Wenn ich meinen Verstand ausschalte und meinem Gefühl folge, wenn ich daran denke, was dir alles genommen wurde. Wohnung, Beruf, Kontakte, dann habe ich Wut.*

Wir schweigen einen Moment. Ich frage mich, ob das letztlich eine ähnlich kindliche Wut ist – die von meiner Mutter und mir; irgendwie begründet, irgendwie irrational, schwer zu kontrollieren. Ich weiß keine Antwort darauf. Ich habe im Moment keine Fragen mehr. Außer der einen, die sich nicht beantworten lässt: Wird es uns irgendwann gelingen, mit diesen ganzen Verwerfungen klar zu kommen, sie zu verarbeiten und Frieden mit ihnen zu schließen?

Gedankenverloren nehme ich Abschied von meinen Eltern. Ich mag sie gern, obwohl alles schwierig und kompliziert ist. Ich bin auch dankbar, dass ich sie noch habe, und hoffe, dass jedes dieser Gespräche uns dem Frieden mit der Angelegenheit ein wenig näherbringt. Mein Vater ringt mir das Versprechen ab, dass ich mich melde, sobald ich in Köln bin. Damit meine Mutter ruhig schlafen kann, weil sie sich sonst Sorgen macht. Ich verspreche es. Ich verlasse mein Elternhaus mit einem ganz guten Gefühl, das anhält, bis ich in Köln ankomme. Als ich meine Mutter dann wie versprochen anrufe, bin ich schon wieder zwiegespalten. Ich rufe sie an und fühle mich von ih-

---

**8**  Damit ist der erste Betreuungsantrag gemeint

rer Angst und ihrem Bedürfnis, dass ich mich quasi von dieser Angst mit einvernehmen lasse, eingeengt.

Sie freut sich über den Anruf. Mir gelingt es nicht, über der Sache zu stehen. Ich muss betonen, dass ich das nicht immer tun werde, anrufen. Ich bemerke das und hadere einen Moment mit mir, nachdem ich den Hörer aufgelegt habe.

Kapitel 11

# Wahlverwandtschaften

Es wird Winter im Jahr 2013. Die Betreuung ist erst einmal abgelehnt, ich gehe nicht mehr zum Arzt. Die Drohung, man werde mir kündigen, steht im Raum. Ich habe verschiedene Kontakte abgebrochen, etwa zu meinem Hamburger Freund Georg oder zu meinem Bruder oder zu dem mit mir bekannten Rechtsanwalt. Ich habe kein Geld, mache aber erst einmal einen alten Riester-Vertrag flüssig. Ich beginne mich einzurichten in meinem Wahn.

Was tue ich so den ganzen Tag? Spinnen.

Spinnen und schreiben und zur Post gehen.

Meistens stehe ich gegen acht Uhr auf, manchmal träume ich und schreibe es auf, aber selbst meine Träume werden nach und nach vom Wahn erfasst. Wenn ich nicht von einem Traum zum Schreiben inspiriert werde, dann vielleicht von der Post. Erste Mahnungen trudeln ein, in meinen Augen natürlich völlig ungerecht und an den Haaren herbeigezogen. Ich telefoniere gegen Ende des Jahres mit allen möglichen Banken, schreibe Beschwerdebriefe, mutmaße, dass die Bauträgergesellschaft mit meiner Eigentumswohnung spekuliert, weil es so lange gedauert hat, bis sie fertiggestellt wird. Mir steht mein Verstand schon noch zur Verfügung, allerdings im Dienste des Wahns, und so kommt mir eine verrückte Idee nach der anderen, wen ich worüber informieren möchte. Ich schreibe und schreibe. Ich faxe und telefoniere. Manchmal putze ich auch in meiner Wohnung. Ich bin Kommissarin und ermittele in meinen eigenen, selbstkonstruierten Angelegenheiten. Ich streune im Treppenhaus und im Keller herum. Das Ergebnis meiner Ermittlungen halte ich fest:

*Übrigens mittags, als ich im Heizungskeller geputzt habe, auch wegen Telekom-Kasten (wird von da aus abgehört?), tauchte Fa. Polska auf, kurze, rotbraune Haare, und behauptete, sie würde putzen. Sie hat die Leiter verstellt. Und sonst? Ich glaube, im Treppenhaus wurde nicht geputzt, jedenfalls keine Geräusche.*

Ich habe die Vorstellung, dass nicht geputzt, sondern spioniert wird. Ich werde ausspioniert, weil ich der Sache mit der Entführung auf die Schliche gekommen bin, eine Information, die böswillige Kräfte zu unterdrücken versuchen, wie böswillige Kräfte ja auch verhindern wollen, dass die Wahrheit über meinen Onkel John F. Kennedy an die Öffentlichkeit gelangt. Seine Ermordung jährt sich am 22. November 2013 zum 50. Mal. Im Radio laufen jede Menge Features zu dem Thema. Ich glaube nur die Hälfte von dem, was gesendet wird, und halte mich für die Einzige, die intuitiv zur Wahrheit gelangen kann.

Weder die Kellnerin Jackie noch meine John F. Kennedy-Biographie haben meinen Irrsinn zur höchsten Blüte getrieben, sondern erst diese Dokumentationen. Ich liege auf meinem Sofa, höre zu, lasse einen Teil der Fakten nicht an mich heran und den anderen nur so, wie es mir gerade passt. Ich spinne verrückte Geschichten. Mein Onkel und mein Vater Mick Jagger sind für mich Brüder, die wie ich als Kind entführt und in falschen Familien groß geworden sind. Ich schreibe auch meinem angeblichen Vater, dessen Biographie ich mir ebenfalls besorgt habe. Ich richte das Schreiben an Mick Jaggers Verlag in New York. In dem Brief erzähle ich meinem angeblichen Vater von mir.

Ich schaue den Scorsese-Film *Shine a light* an, in dem es um die Rolling Stones geht. Wieder und wieder sehe ich den Film und versuche aus den Bewegungen und der Mimik der Stones sowie den Songtexten irgendeinen Quatsch herauszulesen. Für mich ist das natürlich überhaupt kein Quatsch, sondern eine heilige und wichtige Aufgabe. Ich kommuniziere auf die Art mit meinem Vater, via Gedankenübertragung und Intuition. Meistens bin ich zuversichtlich. Jetzt wird sich endlich alles aufklären. Sämtliche Hindernisse, die dazu geführt haben, dass mein Leben bislang einen so unglücklichen Verlauf genommen hat, werden beseitigt. Letztlich kann man dem Staat und der Justiz ja doch glauben, so meine unerschütterliche Grundüberzeugung. Nur gelegentlich schleichen sich Zweifel ein, wieso mein angeblicher Mann nicht endlich kommt, wieso mein angeblicher Vater nicht nach mir gesucht hat, wieso die Behörden so langsam agieren. Meistens bin ich optimistisch, oft sogar gut gelaunt.

Und diese Bilder, für die ich nicht nur spontan empfänglich bin, sondern die ich mir auch noch absichtlich in meine Empfindungs- und Sinneswelt reinhole, sie schlagen sich nieder in meinem Unterbewusstsein. Freitag, 28. März 2014: *Traum, ich hätte endlich meinen wahren Vater, Mick Jagger, getroffen. Wir waren beide etwas unbeholfen und gerührt und bewegt und auch ein bisschen traurig wegen der Grausamkeiten in unserem Leben. Ich habe seine Hand gehalten und er hat mir ein Foto gezeigt: von ihm, meiner Mutter und meinem Bruder. Er hat mir eine Visitenkarte gegeben. Die Adresse war in Schottland. Etwas mit Re?*

Es ist nicht der einzige Traum, der sich mit Mick Jagger beschäftigt. Und langsam bastelt sich auch eine Mutter dazu. Wenn ich mich richtig erinnere, schaue ich irgendwann den Film *Über den Dächern von Nizza*. Dann notiere ich in der Nacht auf Samstag, 5. April 2014, folgende Erkenntnis: *Mein Vater hat ein Haus in Wiesbaden. In Sonnenberg, an der Grenze zum Stadtausgang, ein BKA-Gebäude ist in der Nähe, links von*

*der Hauptstraße führen ein Weg und ein Pfad in ein Tal. Da ist*
*auch ein Tennisplatz. Da irgendwo wohnt er. Ich war da mal mit*
*dem Fahrrad und auch zu Fuß. Er wohnt dort. Ich weiß es. Ich*
*kenne auch ein Tal in Südfrankreich, wo meine Mutter wohnt.*
*Heißt das Departement Alpes-Maritimes? Die Straße führt vor*
*Monaco nach Norden. Auch ein Tal. Ich war in dem Dorf oder*
*Städtchen spazieren gewesen. Ich glaube, ich habe dort auch ei-*
*nen Cappuccino getrunken.* Meine Mutter soll also Grace Kelly
sein.

Phänomene wie Déjà-vus, Intuitionen und Synchronizitä-
ten, die, wenn sie mit dem Verstand und der Realität zusam-
menspielen, ja durchaus ihre Berechtigung haben können, sie
sind bei mir völlig übersteigert und besitzen die alleinige Deu-
tungshoheit. Wer würde in diese verrückte Traumwelt als Bruder besser passen als Anthony Kiedis von den Red Hot Chili
Peppers? Meine Entscheidung für ihn war jedenfalls klar. Irgendwann während dieser Zeit schaue ich das Video *Live at
Slane Castle* an, einen Film über ein Konzert der Red Hot Chili
Peppers. Meine Welt ist magisch. Ich wähle aus, was mich gerade anzieht.

Zur engeren und weiteren Verwandtschaft gehören auch
Marlene Dietrich, Willy Brandt, Barack Obama, Nelson Mandela, Mahatma Gandhi und – auch wenn das nicht in die Reihe
passt – Benjamin Netanyahu. Den habe ich tatsächlich einmal
getroffen, als ich im zweiten Golfkrieg 1991 eine Delegation des
Deutschen Bundestages auf einer Israelreise begleitete. Damals war er Staatssekretär im Außenministerium, heute ist er
Premierminister, wegen Korruption angeklagt und in Europa
nicht sehr beliebt. Ich hatte damals auch ein Foto aus der Zeit,
auf dem ich zu sehen bin, wie ich ihn interviewe. Ich glaube
nicht, dass ich es jetzt noch besitze. Jedenfalls nahm ich dieses Foto mit, als ich mich 2015, also im folgenden Jahr, auf eine
zweiwöchige Reise nach Israel begab. Dazu später mehr. Neta-

nyahu war meiner Vorstellung nach mein Cousin, über einen Bruder meiner Mutter.

Cousin sollte auch sein: Klaus Wowereit. Wie viele verrückte Briefe ich nach Berlin geschickt habe, ich weiß es nicht. Ich erspare mir, all die Einträge in meinem Tagebuch zusammenzuzählen, wo fast keine Tagebuchaufzeichnungen mehr zu finden sind, sondern nur noch Notizen über abgeschickte Briefe und Faxe. Im Schnitt dürfte ich um die dreißig Euro pro Tag für Post und Kopien usw. ausgegeben haben, was Rückschlüsse darauf erlaubt, wie viel Unsinn ich pro Tag in die Welt gepustet habe. Hier als Beispiel ein Brief, den ich noch besitze, aus einer Zeit, in der ich – aus welchen Gründen auch immer – nicht mehr an eine Verwandtschaft mit Klaus Wowereit geglaubt habe: *Mensch, Wowi. Jetzt biste doch nicht mein Cousin und wahrscheinlich auch kein Judenstern. Das wäre ja eigentlich auch ziemlich »sternschnuppe«. Wenn ich jetzt nicht ständig blödsinnige Post bekäme, wäre ja eigentlich alles geritzt, und du kannst so lange in der Jüdenstrasse[9] residieren, wie die Berliner wollen. Be Berlin! Deine Christiane.*

Möglicherweise wird mir zu dieser Zeit schon Post zurückgeschickt. Nicht-Reaktion und Zurückweisung habe ich, je länger die Psychose andauerte, immer weniger einstecken können. Zu dieser Zeit bin ich noch zufrieden, wenn überhaupt irgendeine Art von Reaktion kommt, etwa ein Rückschein, dass meine Einschreiben entgegengenommen wurden.

Mittwoch, 9. Juli 2014: *Es regnet immer noch Bindfäden. Ich habe gestern einen Rückschein von Mick bekommen und gleich einen neuen Brief geschrieben, mit meinen Passanträgen ... Ich bin so happy, von meinem Vater gehört zu haben. Thank you, New York.*

---

9   Sitz der Senatskanzlei.

Doch nach und nach wird es stiller, und es kommen immer weniger Hinweise darauf, dass ich überhaupt noch mit irgendwem auf der Welt in Verbindung stehe. Der Kreis derjenigen konkreten Menschen, bekannt oder unbekannt, denen ich noch glaube, wird immer kleiner. Auch mein sogenannter Vater, hatte irgendwann, wohl Ende des Jahres 2014, meine Sympathien verspielt. Tagebucheintrag vom 15. November 2014: *Traum: Ein Rolling Stones Konzert. Mick Jagger sieht ziemlich heruntergekommen aus und hat graue Haare. Zu einem Zopf gebunden. Er singt: Throw away your television.*[10] *Er ist sehr lachhaft.*

Meine finanzielle Situation im Frühjahr und Frühsommer 2014 ist dramatisch. Ich habe kaum mehr etwas zu essen und leihe mir Geld bei meinem Freund XY aus einem Copy-Shop (Tagebucheintrag vom 12. Mai: *350 Euro Schulden*). Was ich am 10. Mai 2014 in meinem Tagebuch festhalte, klingt fröhlicher als ich, glaube ich, war: *Die Vorräte gehen zur Neige, das trübt die Laune keineswegs. Im Gegenteil. Es wird immer lustiger. Saturday night. We party!* Samstag, 17. Mai 2014: *Den Rest Silberbesteck verscherbelt und dafür Klopapier, Tabs und Zahnpasta bekommen. Gegen ein KVB-Vierer-Ticket Zucker und Thunfisch eingetauscht, fertig ist die Mahlzeit!*

Außerdem gibt es einen Nachbarn, dem ich immer noch vertraue und der mir ab und zu mal etwas zu essen gibt oder fünf Euro schenkt. Ich weiß, ich muss nicht mehr sehr lange durchhalten, weil ich meine Lebensversicherung gekündigt habe und im Sommer 2014 mehrere Zehntausend Euro ausgezahlt bekomme, die ich auf einer Kölner Bank einzahle. Doch dort habe ich mit irgendwelchen Vorwürfen einem Bankberater gegenüber schon für so viel Wirbel gesorgt, dass die mich –

---

**10** Ein Song der Red Hot Chili Peppers.

mitsamt meinem Geld – hinauswirft. Jetzt habe ich Angst, so viel Geld sozusagen unter meinem Kopfkissen aufbewahren zu müssen.

Je weniger ich an andere Menschen glaube, je mehr die sich abgestoßen von mir zurückziehen, desto mehr verschärft sich die Situation und mein Verfolgungswahn. Tagebucheintrag vom 13. Mai 2014: *Abends, ich sehe den Film Fenster zum Hof, da geht es um eine verscharrte Leiche. Ich denke, auch hier sind Leichen verscharrt, unter dem Haus und auf dem freien Feld – das ja jetzt teilweise bebaut ist, im Block, Leichen aus dem 2. Weltkrieg, aus dem EL-DE-Haus, Erschossene?*

Doch immer noch gibt es Menschen, an die ich unerschütterlich glauben kann, und auch entsprechende Institutionen. Dazu gehören meine »Freunde« aus den Copyshops, aus Internetcafés und außerdem auch die leitende Kölner Oberstaatsanwaltschaft.

Kapitel 12

# Copyshop und Staatsanwaltschaft

Es herrscht kreative Ordnung in dem Copyshop, den ich mir damals als eine meiner Anlaufstellen ausgesucht habe. Heute sieht es noch genau so aus: rote, gelbe und blaue Lackfolien in Rollen, die wie Orgelflöten aus Kartons herauslugen, buntes dickes Papier und Hüllen für Diplomarbeiten auf Regalbrettern. Stifte, Büroklammern, Heftklammern, Plastikringe für Spiralbindungen. Papierschnitzel als Dekoration, wo irgendwann mal freie Fläche gewesen sein muss. Und die ausladenden Kopierer natürlich. König in diesem Reich ist Herr X. Ein freundlicher Mensch, dessen Geduld und Mitgefühl ich vor etwas über zwei, drei Jahren in meiner schlimmen Zeit regelmäßig beansprucht und herausgefordert habe. Ich war beinahe täglich dort, habe meine Briefe und Dossiers kopiert, einmal auch Tassen machen lassen mit irgendwelchen alten Fotos als Motiv.

Ich habe damals nämlich auch regelmäßig Geschenkpakete gepackt für diejenigen, die sich meine Sympathie dadurch errungen hatten, dass sie mich nicht als krank bezeichnet oder mir meine seltsame Post zurückgeschickt haben. So habe ich auch einige in meinem Viertel mit Plätzchen versorgt – lauter verzweifelte Versuche, Bündnisgenossen zu finden und meiner selbstgeschaffenen Einsamkeit zu entkommen. Herrn X. habe ich ebenfalls Plätzchen gebacken, wenn ich das richtig in Erinnerung habe. An dieses Detail kann er sich aber nicht entsinnen, als wir uns zum zweiten Mal über meine Zeit des Verrückt-seins unterhalten. Einmal hatte ich mir schon ein Herz gefasst und mich bei ihm für mein bizarres Verhalten entschuldigt. Nun frage ich ihn, ob er Lust hat, an einem Kapitel in meinem Buch mitzuwirken mit seinen Erinnerungen. Ohne Namen? Ohne Namen geht auch, sage ich. Ich stelle meine kleine Ma-schine an und frage ihn, was er noch im Kopf hat, was geblie-ben ist an Eindrücken.

Er erinnert sich an mich als an zwei verschiedene Frauen – eine Frau wie jetzt, eine Frau anders. Beide Frauen seien für ihn interessant gewesen.

Ich bitte ihn, zu erzählen, warum.

Diese andere Frau, sagt er, habe ihm leidgetan, manchmal habe es ihn richtig geschmerzt.

Ich frage ihn, was ich da denn zum Beispiel gemacht habe?

Einmal sei es wirklich schlimm für ihn gewesen, erzählt er. Als ich im Volksgarten gewesen und zurückgekommen bin, da hätte ich ihm so eine Geschichte erzählt, dass ich jemanden kennen gelernt hätte, der sei so und so, Bauunternehmer oder was auch immer, und dann hätte ich furchtbar geschimpft. Aber er habe schon gewusst, warum ich das mache, ihm war klar, welche Krankheit ich hatte, und es habe ihm weh getan, dass er mir nicht helfen konnte, dass sich nichts ändert und dass da niemand ist, der mir hilft. Und ich war oder bin ja er-wachsen, und keiner konnte mich zwingen, zum Arzt zu ge-hen und die nötigen Medikamente zu nehmen. Er habe ge-wusst, wenn ich nur diese Medikamente nehmen würde, dann wäre diese erste Frau wieder da, eine, die intellektuell auf der Höhe ist, sehr klug und sozial, mit mir hätte man über alles reden können. Er hätte immer gedacht, mit einem Medika-ment würde sich alles ändern, aber man könne da nichts ma-chen. Seine Hände seien gebunden gewesen, und keiner habe mir helfen können. Und dann habe er irgendwann nichts mehr von mir gehört und gedacht: Gott, das ist jetzt ja ganz schlimm. Was ist ihr bloß passiert?

Ich frage ihn, ob er sich noch an Details erinnert. Wir haben ja viele Gespräche geführt und ich bin teilweise jeden Tag gekommen.

Wir hätten über alles Mögliche gesprochen, sagt er. Die Frau, die ich damals war, sei immer der Meinung gewesen, dass die Leute sie verfolgen, dass sie ihr ihre Sachen stehlen, dass die anderen ihre Rechnungen nicht bezahlt haben und solche Sachen. Und sie habe immer Briefe geschrieben, in einer ganz undeutlichen Handschrift. Man konnte sehen, dass alles ganz schnell geschrieben war. Wie eine Weltmeisterin habe diese Frau geschrieben, dabei konnte man manchmal gar keinen Zusammenhang herauslesen aus ihren Briefen. Und dann gab es auch noch irgendeine Geschichte mit einem Radiosender ...

Ja, wissen Sie, ich bin ja eigentlich Journalistin, schiebe ich ein. Ich habe beim Hörfunk gearbeitet ...

Das hätte ich ihm damals auch ein paarmal gesagt, sagt er, jetzt fällt es ihm wieder ein.

Ich will wissen, wie ich mich ihm gegenüber verhalten habe. War ich auch aggressiv?

Nein, immer höflich, meint er. Nur einmal sei ich tatsächlich aggressiv geworden, das war, als es bei mir ganz schlimm wurde. Man habe sehen können, dass es immer schlimmer wurde. Herr X. schüttelt mitfühlend den Kopf. Das sei ganz zum Schluss gewesen, bei unserer letzten Begegnung damals.

Hat er öfter mal solche Erlebnisse gehabt, will ich wissen.

Nein, nein, sagt er, aber er kenne diese Krankheit. Ob man das Krankheit nennen kann, wisse er nicht. Jedenfalls könne sie nur medikamentös behandelt werden. Nichts sonst helfe. Und das sei auch normal. Bei Zahnschmerzen oder Halsschmerzen oder Schmerzen an der Hand, da gehe man doch auch zum Arzt, nehme Medikamente und irgendwann sei alles erledigt.

Aber bei dieser Krankheit sei das anders. Wer krank ist, wolle das nicht wahrhaben und finde das mit den Medikamenten und den Arztbesuchen schlimm, obwohl das gar nicht schlimm sei. Das sei eben wie Halsschmerzen, Ohrenschmerzen oder so – manchmal müsse man sich ein paar Monate untersuchen lassen, bis man eine Lösung habe.

Der Patient denke, er sei nicht krank, obwohl seine Krankheit mit Medikamenten sofort heilbar sei. Er, Herr X., habe sich auch nicht getraut, mir das direkt zu sagen. Er habe immer versucht, es indirekt zu sagen und mir indirekt zu helfen, und manchmal habe es geholfen, eine halbe Stunde oder einen Tag. Aber dann sei es wieder vorbei gewesen.

Eine Weile lang war Herr X. in seinem Copyshop wie ein halbes Zuhause für mich, erkläre ich ihm dankbar.

Ja, das könne er sich vorstellen. Deswegen sei es auch so schwer für ihn gewesen, das mit ansehen zu müssen und nicht helfen zu können. Ab und zu habe er auch mitbekommen, dass ich meine Sachen verkaufen musste, Gold oder andere Dinge. Und dass ich für das Geld am Kiosk Lebensmittel gekauft habe. Einmal hätte ich ihm erzählt, wie ich ein schönes Goldarmband gegen wenig Geld eingetauscht hätte. Da habe er mir gesagt: Machen Sie das nicht. Kommen Sie vorher zu mir. Vielleicht kann ich Ihnen helfen. Aber wegen Geld sei ich nie gekommen.

Ich hake noch mal nach, würde gerne noch mehr Einzelheiten erfahren.

Ich hätte Sachen für ihn gekauft, erzählt er. Tee zum Beispiel. Ein paar Mal. Ach ja, und ein Handtuch hätte ich ihm einmal mitgebracht. Und er habe dann gefragt: Meinen Sie denn, ich soll mir ab und zu die Hände waschen? Er lacht und fügt an, dass es sonst nicht viel mehr zu erzählen gebe. Wenn man das Gesamtproblem betrachte, hätten diese kleinen Sachen keine Bedeutung. Höchstens, dass ich so viel Müll kopiert hätte. Müll!

Aber ich hätte diese Sachen unbedingt kopieren wollen. Er habe immer gerätselt, warum ich das wohl mache.

Dann fällt ihm ein, dass er vielleicht sogar noch etwas von mir hier im Laden hat. Ich bitte ihn, nachzusehen.

Herr X. verlässt seinen Platz vor dem Schreibtisch, begibt sich dahinter und wühlt in einem Regal. Er fischt ein Dokument aus einem Fach, das ist es aber nicht, was er sucht. Er macht weiter. Schließlich gibt er mir ein Foto, auf dem ich an Karneval zu sehen bin, etwa im Alter von fünf oder sechs Jahren. In einem Prinzessinnenkleid mit Krönchen, aber in dicken Wildlederstiefeln. Ich erinnere mich nicht genau, was ich mit dem Foto machen wollte. Sollte es als Bild auf eine Tasse? Denn Tassen habe ich vor meiner Israel-Reise machen lassen, glaube ich mich zu erinnern. Ob Herr X. noch etwas darüber weiß?

Ja, da sei etwas in die Richtung gewesen. Nach der Israelreise sei ich noch mehrmals gekommen. Wem ich die Tassen geschenkt habe, wisse er aber nicht. Aber ich sei oft hier gewesen, wegen Kopien oder weil ich einfach jemand zum Reden gebraucht habe. Über meine Probleme, über meinen angeblichen Vater. Herr X. schmunzelt und will dann wissen, was danach eigentlich mit mir passiert ist.

Über die Anwaltskanzlei, die mich betreut hat, bin ich letztlich in der Klinik gelandet, antworte ich.

Er nickt, als wäre er jetzt noch froh: Oh, was für ein Glück!

Ja, sage ich, das war wirklich Glück. Sonst hätte das alles ja noch länger gedauert. Ich hätte schon genug verloren in der Zeit, sage ich. Meinen Job, meine Lebensversicherung, meine Wohnung.

Er bedauert mich, und ich betone, dass es mir jetzt ja besser geht.

Natürlich, meint er und redet dann über seine Angst, ich könnte mich irgendwann doch wieder gegen die Medikamente entscheiden. Das habe er bei anderen Leuten ein paar Mal beobachten müssen. Dann fange alles wieder an. Ich müsse stark sein. Er vergleicht meine Situation mit der von Leuten, die das Rauchen aufgeben. Manche rauchen drei Monate nicht, manche sechs Monate und dann fangen sie doch wieder an.

Das mit dem Rauchen kenne ich, pflichte ich ihm bei. Dann denkt man, na ja, eine könnte ich ja vielleicht doch mal rauchen ...

Ja, ja, beim Rauchen sei das typisch. Aber in seinem Bekanntenkreis sei auch das mit den Medikamenten ein paar Mal passiert, meint er. Die hätten nach einer Weile mit den Medikamenten aufgehört und dann hätte alles wieder von vorne angefangen. Aber ich wisse jetzt, wie das ist. Eindringlich fragt er: Wollen Sie, dass sich das alles wiederholt?

Seien wir mal optimistisch, dass ich das nicht mehr mache, dass das nicht mehr passiert, wende ich ein.

Optimistisch sein alleine würde nicht ausreichen, entgegnet Herr X. Ich dürfe auf gar keinen Fall in die Versuchung kommen, die Tabletten wieder abzusetzen. Er habe über Jahrzehnte nicht geraucht und das Aufhören sei schwer gewesen und ausgerechnet gestern habe er wieder zwei, drei Zigaretten gepafft. Als er die Nachrichten gehört und sich aufgeregt habe. Heute habe er das natürlich wieder sein gelassen. Aber solche kleinen Einbrüche, die dürfte ich mir nicht erlauben. Für ihn seien sie schon schlimm, aber für mich noch viel schlimmer.

Wissen Sie was?, sage ich: Sie rauchen nicht mehr und ich nehme die Tabletten weiter.

Das scheint ihn etwas zu beruhigen. Er betont noch einmal, ich sei doch eine kluge Frau. Und jeder Mensch nehme doch irgendetwas. Er nehme auch Medikamente.

Dann seufzt er und klopft mir auf die Schulter, während ich mein Aufnahmegerät ausstelle. Ich verabschiede mich in dem sicheren Gefühl, dass ich irgendwann einmal wieder auf einen Schwatz vorbeikommen werde.

Dann mache ich mich auf zu meiner nächsten Station, wo ich damals einen Teil dieser irren Kopien allen Ernstes persönlich abgegeben habe. Bei der Staatsanwaltschaft Köln, über den Empfang beim leitenden Oberstaatsanwalt.

Ich gehe zu Fuß, der Weg ist nicht weit. Unterwegs trinke ich noch einen Cappuccino in einer Bäckerei und blättere dabei in meinem Tagebuch. Darin gibt es viele Notizen über die Staatsanwaltschaft und zwischen den Blättern findet sich auch ein kleines Stück Papier mit einem Stempel der Behörde, das für mich eine Empfangsbestätigung dargestellt hat.

Unter dem 11. Juni 2014 finde ich einen Eintrag über den Besuch eines Gerichtsvollziehers in meiner Wohnung, schon zu diesem Zeitpunkt. *11.25 Uhr. Klingeln. Herr Y., angeblich Gerichtsvollzieher. Nicht hineingelassen und über Sprechanlage mitgeteilt, dass alle Unterlagen beim Leitenden Oberstaatsanwalt sind.*

Mein Vertrauen in den Staatsanwalt hält – vor allem wohl wegen Nicht-Reaktion oder soll ich besser sagen wegen Nicht-Abwehr – bis zum Schluss. Denn ich besuche die Staatsanwaltschaft bis zuletzt regelmäßig. Die Damen und Herren am Empfang habe ich schon mit Plätzchen versorgt. Ob ich heute jemanden treffen werde, den ich wiedererkenne oder der mich wiedererkennt?

Ich lasse es auf einen Versuch ankommen und nähere mich den Justizbehörden der Stadt Köln an der Luxemburger Straße. Ich bin hin und hergerissen, spüre eine Abneigung, mich noch einmal dieser Situation zu stellen, und argumentiere mit mir selbst: Es ist doch nur der Empfang. Kein Mensch wird sich an dich erinnern. Wahrscheinlich sitzen dort sowieso andere Leute. Schließlich gebe ich mir einen Ruck und beschließe, meine Ängste einfach beiseite zu schieben.

Mittlerweile stürmt es und mein roter, gepunkteter Regenschirm wird um ein Haar davongeweht. Ich nehme die Fußgängerbrücke über die Straße und komme am Gebäude von Amts- und Landgericht vorbei, wo ich häufig wegen meiner Betreuung aufgetaucht bin. Dann komme ich an der Agentur für Arbeit und an einer Fachbuchhandlung vorbei. Dort hatte ich mich nach einem Buch über die jüngsten Entscheidungen des Bundesverfassungsgerichtes erkundigt. Ich hatte das Urteil im Fall Mollath[11] nachlesen wollen, aber die Damen, die über die juristische Literatur dort wachen, hatten nichts dergleichen gefunden. Jetzt laufe ich weiter und sehe die Staatsanwaltschaft auf meiner linken Seite. Neben dem Eingang ein Briefkasten. Den habe ich auch öfter mit meiner seltsamen Post beglückt.

Die Schiebetüren gleiten zur Seite, vor mir ein Gerät, das Menschen und Taschen scannt, links daneben der Empfang mit einem jüngeren, blonden Mann in blauer Uniform. Den kenne ich nicht, dafür aber die Frau, die hinter ihm sitzt. Frau R., längere braune Haare, zu einem Pferdeschwanz gebunden, Brille, ebenfalls Uniform. Mit ihr habe ich mich immer sehr freundlich unterhalten. Ich stelle mich vor, sie erkennt mich wieder. Sie weiß sogar noch meinen Namen. Wie es mir denn so gehe, fragt sie.

Ich bin völlig perplex. Das hatte ich jetzt wirklich nicht erwartet. Ich erzähle davon, dass ich krank war, dass ich, ähem, neben der Spur war, verrückt war, verstehen Sie?

Sie versteht, aber damals hat sie es nicht gemerkt, sagt sie. Ein kleiner Plastikweihnachtsbaum steht neben dem Computer. Auch hier muss ich wieder an die Plätzchen denken. Grotesk, wie ich mir damals meine Gesprächspartner ausgesucht und sie quasi zur Mitmenschlichkeit verpflichtet habe.

11 Gustl Mollath hat jahrelang gegen seinen Willen verfassungswidriger Weise in der Psychiatrie zugebracht, hatte das Bundesverfassungsgericht 2014 festgestellt.

Aber Frau R. scheint das sogar nett gefunden zu haben. Jedenfalls meint sie, sie erinnere sich noch an viele freundliche Gespräche, und es sei ihr gar nichts aufgefallen. Ich erzähle von dem Buch und warum ich hier bin. Sie wünscht mir viel Glück für das Projekt und alles Gute im neuen Jahr. Das wünsche ich den beiden am Empfang auch. Ich verlasse das Gebäude und muss den Kopf schütteln. An Orten, wo es wirklich nicht selbstverständlich ist, habe ich damals warmherzige Menschen getroffen.

Doch es gab auch einige wenige Menschen, denen ich besser nicht getraut hätte. Um einen von ihnen geht es im nächsten Kapitel.

Kapitel 13

# Rechtsanwalt

Mitte/Ende des Jahres 2014 habe ich zwar noch Geld aus der aufgelösten Lebensversicherung, trotzdem war mir die Zeit im Frühjahr, als ich gehungert habe, eine Lehre. Ich will rechtzeitig dafür sorgen, dass wieder Geld auf mein Konto kommt, denn ich spüre schon: So kann es nicht ewig weitergehen. Aus der Vorstellung, ich sei jüdisch und mir sei Unrecht angetan worden, konstruiere ich Schadensersatzforderungen, bald auch Forderungen, die ich an die Claims Conference in New York schicke. Ich schicke unentwegt irgendwelche Forderungen an die Welt, aber es kommt keine Reaktion.

Irgendwann laufe ich an einem Rechtsanwaltsbüro in Köln vorbei, das auf Schadensersatzforderungen spezialisiert ist, und mache einen Termin mit dem Rechtsanwalt aus. Der riecht wohl gleich am Anfang Lunte, dass ich und die Vernunft im Moment gerade nicht die beste Zeit miteinander haben. Jedenfalls lehnt er den Inhalt meines schönen Aktenordners mit Forderungen als unvertretbar ab, damit sei nichts anzufangen.

Meine Hoffnungen auf Gerechtigkeit brechen in sich zusammen. Ich habe so viel erwartet von diesem Herrn, der da hinter seinem Schreibtisch in einem schönen Altbau thront, mit Stuckdecken und Ledermöbeln. Ich frage weiter: Was ist mit den ganzen strafrechtlich relevanten Angelegenheiten? Er kann sich doch zu ein wenig Freundlichkeit durchringen, surft im Internet und schreibt mir einen Namen auf. Ich bin enttäuscht, weil ohne Aussicht auf Geld, aber wenigstens mit der

Aussicht auf Genugtuung. Ich verlasse sein Büro und gehe nach Hause.

Am nächsten Tag mache ich mich gleich an die Sache. Ich melde mich telefonisch bei dem Rechtsanwaltsbüro, das meine Strafanzeigen unterstützen soll. Außerdem merke ich, ich muss etwas tun gegen die vielen Forderungen, die tatsächlich mittlerweile gegen mich vorliegen, und den drohenden Rauswurf aus meiner Wohnung verhindern. Zwar habe ich nicht wirklich an den Verlust meines Eigentums geglaubt, aber ganz unbeeindruckt war ich von den Schreiben der Gerichte und Inkassobüros dann doch nicht. Ich mache einen Termin mit diesem Anwalt aus. Ich treffe ihn – das erscheint mir ungewöhnlich, aber mit Anwälten kenne mich ja auch nicht allzu gut aus – in einem Café in der Nähe meiner Wohnung.

Ich denke, was ich immer wieder denke: Jetzt werde ich den entscheidenden Schritt nach vorne schaffen, jetzt geht es voran. Der Mann stellt den Kontakt zu einer Rechtsanwältin her, die mich gegenüber meinem alten Arbeitgeber vertreten soll. Er selbst werde den Rest übernehmen, erläutert er mir in einem ersten, freundlichen Gespräch bei einem Cappuccino und einem Tee. Der Mann hat einen Schnurrbart, blonde, lange Haare und fährt einen völlig abgewrackten alten Passat oder Jetta oder so etwas. Ich weiß es nicht mehr genau. Das Auto ist jedenfalls rot. Er will eine Anzahlung in bar für ein erstes Schreiben an meinen Arbeitgeber, wobei die Frist, eine sogenannte Kündigungsschutzklage zu erheben, schon längst verstrichen ist. Ich telefoniere mit der Anwältin. Sie ringt mir die Formulierung ab, ich würde meine Arbeitskraft weiter anbieten. Die Angelegenheit verläuft im Sande.

Insgesamt knöpft mir dieser Anwalt 7.000 Euro ab. Ich lasse mir die Zahlungen quittieren. Gegen Ende des Jahres 2014 treffe ich mich noch öfter mit ihm. Wir sitzen in dem Café in der Südstadt und er vereint meine Hoffnungen auf Besserung meiner Lage mit meinem Bedürfnis, mich auszutauschen und zu schimpfen über die Ungerechtigkeit der Welt. Wir sitzen uns gegenüber an einem Tisch, der von einer Granitplatte abgedeckt wird. Daran erinnere ich mich, weil einem die Ellenbogen kalt werden, wenn man sich aufstützt. Der Rechtsanwalt erzählt mir von einem Fall aus Bonn, der ähnlich gelagert sein soll wie meiner. Ein Mann, auch ein wenig neben der Spur. Klugerweise definiert der Anwalt mir gegenüber nicht genau, in welcher Art und Weise ich neben der Spur sein soll.

Ich lasse mir nämlich durchaus einiges sagen. Es darf festgestellt werden, dass es mir gerade nicht so gut geht; ich bin auch nicht nachhaltig beleidigt, wenn jemand anmerkt, dass ich gestresst wirke; vielleicht hätte ich sogar eine leichte Depression durchgehen lassen. Aber krank im Sinne von verrückt? Das ist einfach die magische Grenze, an der alle abprallen, die es mit mir versuchen. Der Rechtsanwalt macht einen großen Bogen um das Wort »verrückt«. Ich traue ihm, er liest all die Schreiben von Inkassobüros und Gerichten und verspricht, sich darum zu kümmern.

Irgendwann warnt er mich: Der Gerichtsvollzieher werde kommen und meine wenigen Restbestände an Geld einkassieren. Ich solle so schnell wie möglich alles von der Bank abheben. Ein Geldinstitut habe ich nämlich noch gefunden, das mein Geld genommen hat und dessen Beschäftigte meine peinlichen Bemerkungen über John F. Kennedy und Ähnliches einfach geflissentlich überhört haben. Ich folge dem Rat des Rechtsanwaltes, der mir aufträgt: »Sagen Sie, sie wollen ein Auto kaufen.« Ich hebe fast alles Geld ab und buche damit eine Reise nach Israel.

Alles, was vor meiner Abreise noch in meinem Briefkasten gelandet ist, gebe ich an ihn weiter. Ich vertraue dem Mann und organisiere noch irgendeine nicht wirklich funktionierende Umleitung meiner Post an ihn. Ich telefoniere mit ihm, während ich in Israel bin. Doch als ich zurückkomme, quillt mein Briefkasten über und ich finde sogar die Androhung eines Strafbefehls. Ich weiß nicht mehr, worum es genau ging, es kann nichts nachhaltig Ernstes gewesen sein. Aber auch damals war mir klar, dass man zwar fast alles irgendwie wieder hinkriegen kann, aber auf die Androhung eines Strafbefehls muss wirklich unverzüglich reagiert werden.

Um es vorwegzunehmen, Benjamin Netanyahu fand keine Zeit, sich mit mir zu treffen. Und nach meiner Rückkehr ist meine Welt in Deutschland genauso wirr und mit Stress behaftet wie vorher. Ich stelle den Rechtsanwalt zur Rede, fordere mein Geld zurück. Nichts geschieht. Auch als ich ihn kurze Zeit später einmal in diesem Café sitzen sehe und nach meinem Geld frage, geschieht nichts. Natürlich. Später, nachdem ich aus der Klinik entlassen worden bin und mit dem Rechtsanwaltsbüro, das die Betreuung für mich übernommen hat, über diesen Fall gesprochen habe, stellt sich heraus: Der Anwalt ist bankrott und untergetaucht.

Kapitel 14

# Israel

Anfang des Jahres 2015 beginnt sich langsam also die Verzweiflung einzuschleichen. Ich suche nach Wegen, um an Geld zu kommen, und will meine Theorien bestätigt wissen, etwa, ob Benjamin Netanyahu nun mein Cousin ist und ob von ihm jetzt Hilfe zu erwarten ist oder nicht. Also hebe ich zwar nicht meine ganzen restlichen Ersparnisse, wohl aber rund 10.000 Euro ab und marschiere mit dem Geld schnurstracks in ein Reisebüro in der Kölner Südstadt. Dort treffe ich eine freundliche Angestellte, Frau F.

Wir plaudern über Israel. Sie nickt verständnisvoll, als ich ihr sage, dass ich mich gerne im *Waldorf Astoria* einmieten möchte. Ich kann mich mit Benjamin Netanyahu schließlich nicht in einer Jugendherberge treffen. Das ist ja klar. Das ist mir klar. Denn wen genau ich dort sehen möchte, verrate ich Frau F. nicht, soweit ich mich entsinne. Aber, dass ich Verwandtschaft habe in dem Land. Ich buche bei ihr einen Flug von Frankfurt nach Tel Aviv, hin und zurück, und die erste von zwei Wochen in dem Hotel. Da ich keine gültige Kreditkarte habe, zahle ich ihr Reise und Unterkunft in bar, und sie benutzt die Kreditkarte des Reisebüros. Im Januar 2015 hole ich meine Tickets ab. Die guten Wünsche für einen erholsamen Aufenthalt im Heiligen Land von Frau F. begleiten mich. Ich freue mich sehr darauf, Israel wiederzusehen.

Wenn mich nicht alles täuscht, nehme ich ein Taxi von Köln nach Frankfurt, denn ich erwarte ja nun Unterstützung von meinem »Cousin«, auch finanzieller Art. Es muss Sonntag, der 25., oder Montag, der 26. Januar gewesen sein, als ich am Rhein-Main-Flughafen ankomme und in irgendeinem Restaurant, ich glaube, es heißt *Lindbergh*, meine Zeit mit einem Snack und einem Prosecco totschlage. Ich werde, wie bei Israel-Flügen üblich, besonders eingehend untersucht. Das lasse ich klaglos über mich ergehen. Ich habe meinen roten Handgepäck-Koffer dabei und eine rote Reisetasche. Ausgerüstet bin ich mit Kopien all der unsinnigen sogenannten Forderungen, die ich der Claims Conference geschickt hatte, die ja jüdische Ansprüche vertritt. Außerdem mit irgendwelchen Geschenken, unter ihnen die Israel-Tassen aus dem Copy-Shop, Videos und das alte Foto von Benjamin Netanyahu und mir.

Wie schon damals auf dem Flug von Berlin nach Köln wähne ich wieder irgendwelche Terroristen am Werk. Diesmal ist meine Vermutung, dass ein unbekanntes Flugobjekt unsere Maschine irgendwo über Jugoslawien abzuschießen versucht. Ich kann mich nicht mehr erinnern, wer dahintergesteckt haben soll und warum. Ich tippe einfach mal darauf, dass das Flugzeug Ziel von Attacken gewesen sein sollte, weil ich Passagier darin gewesen bin. Ich sitze am Fenster neben einem älteren jüdischen Herrn und seiner Frau und schaffe es, gleichzeitig mit ihm zu plaudern und durch die Kraft meiner Gedanken eine Katastrophe zu verhindern. Ich bin stolz auf mich und froh. Und ein wenig verschwitzt, als wir in Tel Aviv ankommen, wo das Wetter sowieso viel schöner ist als hier, wenn auch damals nicht ganz so sommerlich, da erst Anfang des Jahres.

Während meines Studiums war ich längere Zeit in Israel gewesen und hatte an einem Programm der Universität Haifa teilgenommen. Zwar war ich Ende der 2000er-Jahre noch einmal dort, aber nur kurz und das Land hat sich seither völlig verändert. Der Küstenstreifen zwischen Tel Aviv und Haifa, den ich diesmal nicht zu Gesicht bekomme, ist inzwischen eine einzige

Aneinanderreihung von Start-ups und Niederlassungen von Biotech-Firmen. Ich fühle mich beim Anblick des Landes nicht wie zu Hause, doch als ich auf der Taxifahrt von Tel Aviv nach Jerusalem Hebräisch höre, wird mir warm ums Herz. Ich versuche es ein wenig mit dem Sprechen. Es gelingt mir sogar halbwegs.

Ich komme im *Waldorf Astoria* an und eigentlich ist alles toll. Nur funktioniert keine meiner Karten, so dass ich eine Garantiezahlung für Speisen und Getränke in bar hinterlegen muss. Noch gibt es deshalb allerdings keine Konflikte. Ich versuche eine Pressenummer im Büro des Ministerpräsidenten zu erreichen, doch das Gespräch wird unterbrochen. Froh, überhaupt drei Sekunden mit jemandem in Kontakt gewesen zu sein, packe ich meinen Koffer aus und mache einen Spaziergang. Das Hotel ist neu gebaut, aber mitten im Zentrum, ganz in der Nähe der Jerusalemer Altstadt. Das nächste Altstadt-Tor ist Jaffa-Gate.

Ich weiß nicht, ob ich schon während dieses kleinen Ausflugs gleich nach meiner Ankunft aufgegabelt werde. Jedenfalls treffe ich irgendwann Jimmy, einen Guide und Taxi-Fahrer, der mir seine Dienste anbietet und mir verspricht, mich dahin zu kutschieren, wohin ich will. Ich willige ein, und am nächsten Tag machen wir einen Ausflug zum Toten Meer. Benjamin Netanyahu kann noch ein paar Stunden warten, denke ich mir.

Wir kurven in Jimmys Wagen durch die Wüste. Ich spreche ein paar Brocken Hebräisch, ansonsten Englisch und weiß nicht, ob ich meinen Wahnsinn hinter der Sprachbarriere verstecken konnte. Ich glaube, ja, jedenfalls hat mich keiner der vier Guides, mit denen ich in Israel zu tun hatte, in irgendeiner Form auf so etwas angesprochen. Ich habe mich ihnen gegenüber unzuverlässig verhalten, habe etwa mit zweien gleichzeitig ein Treffen ausgemacht. Aber vermutlich haben sie das eher für die Grille einer überspannten Touristin gehalten, als dass sie vermutet hätten, ich sei wahnsinnig.

Wie auch immer, den ersten Tag verbringe ich jedenfalls an einem sonnigen Strand am Toten Meer. Einen Bikini muss ich mir erst in einem der Shops dort kaufen. An derlei Vergnügungen hatte ich vor lauter Gedanken an meine jüdische Verwandtschaft vorher nicht gedacht. Ich unterhalte mich mit Jimmy. Soweit ich mich entsinnen kann, war er sephardischen Ursprungs, seine Familie kam also aus einem arabischen Land. Ich schenke ihm für seine Kinder meine mitgebrachten Videos. Er freut sich. Ich patsche im hautfreundlichen grauen Matsch des Toten Meeres und gehe unter die nicht besonders gut funktionierende Dusche. Nach ein paar Stunden reicht es. Wir fahren wieder nach Jerusalem zurück. Ich höre und sehe israelische Militärflugzeuge über uns in Richtung Syrien abziehen, wahrscheinlich zu den Golan-Höhen. An einer Kreuzung macht Jimmy Pause in einem Restaurant, neben dem Souvenir-Shops aufgebaut sind, damit wir einen Kaffee oder Tee trinken können. Irgendwer nötigt mich, auf einem Kamel zu reiten. Ich lasse Fotos von mir machen. Soweit erscheint alles ganz normal. Ist es aber nicht.

Jimmy scheint nicht zu merken, wen er da beim *Waldorf Astoria* abgeliefert hat. Aber auch in Israel ist es nur eine Frage der Zeit, bis ich wegen meiner Spinnereien mit der Umwelt in Konflikt gerate. An den ersten beiden Abenden dürfte alles noch einigermaßen im Lot gewesen sein, doch irgendwann habe ich dann die Security des Hotels zu nerven begonnen wegen angeblicher Diebstähle und Vergewaltigungsversuche. Diesen angeblichen Vergewaltigungsversuch habe ich aus der Situation konstruiert, dass ich, aus der Badewanne kommend und nur mit einem Handtuch bekleidet, einem Mann vom Room Service die Tür öffnen musste und der sich vielleicht etwas länger als unbedingt notwendig in meinem Zimmer aufgehalten hat. Es ereignen sich mehrere solcher kleiner Konflikte, die alle zunächst unter »Missverständnisse« abbuchen, die nach einer Weile aber die meisten misstrauisch machen: Da stimmt etwas nicht. So ergeht es in der nächsten Zeit wohl auch den Hotelbediensteten im *Waldorf Astoria*.

Aber noch ist es ja erst der Anfang meiner Reise und meines Aufenthaltes in dem Hotel. Auf meinem Zimmer höre ich israelisches Radio und versuche zu verstehen, mit wem sich Ministerpräsident Benjamin Netanyahu getroffen hat und was sonst so auf der Welt passiert. Jedenfalls schaue ich am 27. Januar abends um 23 Uhr auch Fernsehen, CNN. Es ist der Holocaust Memorial Day, der Tag der Befreiung von Auschwitz. Ich sehe die Bilder und sauge die schrecklichen Eindrücke auf. Es ist wie mit den Videos der Rolling Stones oder der Red Hot Chili Peppers. Auch jetzt fühle ich mich wieder mit jemand Neuem verwandt, diesmal mit Wolf Blitzer von CNN. Die genauen Verwandtschaftsverhältnisse sind mir zwar nicht klar, aber die Gewissheit bleibt. Ich trinke ein Glas Wein und rette meinen Wahn in einen unruhigen Schlaf. Am nächsten Tag will ich ein ganz besonderes Projekt anpacken.

Am Morgen ziehe ich mir die feinsten Kleider an, die ich dabeihabe. Ich nehme ein Taxi und treffe gleich wieder einen Guide, ich nenne ihn mal Jonathan, vielleicht hieß er anders. Ich erzähle Jonathan die Geschichte von der Verwandtschaft zwischen Benjamin Netanyahu und mir. Wir fahren zum Amtssitz des israelischen Ministerpräsidenten und ich steige aus dem Taxi aus, verabrede mich mit Jonathan für einen späteren Zeitpunkt, denn er kennt irgendwen, der Benjamin Netanyahu kennt. Vor dem Eingang spreche ich einen jungen Security Guard an und schildere ihm mein Problem. Ich erzähle ihm auch, dass ich Journalistin bin, und zeige ihm das alte Foto, das schon ganz abgeknickte und ausgefranste Ecken hat. Ungläubig hört er sich die Geschichte an und schaut bald auf das Foto, bald auf mich. Seine Skepsis liegt wohl weniger an der Tatsache, dass ich mich seit Anfang der Neunziger Jahre ziemlich verändert habe, als an der irren Story. Er fragt mich nach meinem Reisepass und ich händige ihm diesen aus. Er bedeutet mir, ich solle warten, und bespricht sich mit seinen Kollegen, nimmt über Funk Kontakt mit jemandem auf.

Als er lächelnd zurückkommt, denke ich schon, er hat gute Nachrichten für mich und lässt mich ins Pressebüro vor. Aber nein, er tätschelt meine Schulter und meint auf Englisch, wenn ich private Angelegenheiten mit Netanyahu zu besprechen hätte, solle ich das auch nicht über einen offiziellen Weg tun. Ich könne ihn ja in seinem Privathaus aufsuchen. Ich bin maßlos enttäuscht. Wie soll ich denn da bloß hinkommen und es dann auch noch bis hineinschaffen? Ich erinnere mich an Jonathans Connections und warte also auf ihn, bis er zum vereinbarten Zeitpunkt kommt. Wieder im Taxi, lasse ich mich von Jonathan zwar zum Privathaus Netanyahus kutschieren, steige aber nicht aus. Irgendeine mit der Realität verbundene Angst hält mich zurück. Ich will nicht noch einmal einen solchen Auftritt hinlegen.

Jonathan ist ein Schatz, er versteht offenbar, dass ich irgendwie in Raum und Zeit verloren gegangen bin und lädt mich zu sich und seiner Familie nach Hause ein. Es wird dunkel, und er hat seine Frau übers Telefon unterrichtet, dass heute noch jemand beim Essen dabei sein wird. Die Frau, ich habe ihren Namen vergessen, empfängt mich herzlich und bewirtet mich auf gastfreundlichste Weise. Ich lerne seine jugendliche Tochter kennen, die mich – sehr schmeichelhaft – mit einem deutschen Model in Verbindung bringt. Ich bin gerührt, dass sie mich exotisch findet mit meinen blonden Haaren, die zwar mittlerweile nur gefärbt sind, aber ursprünglich tatsächlich blond waren. Sie zeigt mir Fotos von sich und ihren Freunden. So verbringe ich trotz allem einen lustigen und interessanten Abend.

Schließlich kehre ich zurück ins Hotel. Doch da erwartet mich ein Schock. Aus meinem Safe ist Geld gestohlen worden! Zumindest nehme ich es so wahr. In Wirklichkeit kann es nicht so gewesen sein. Wahrscheinlich habe ich nur vergessen, dass ich das Geld schon vorher selbst aus dem Safe genommen habe. Ich alarmiere die Security, die kommt, mir aber klarmacht, dass eigentlich nichts gestohlen worden sein kann. Keinerlei Spuren am Safe, keinerlei Spuren, dass die Tür zu meinem Zimmer gewaltsam geöffnet worden ist. Überlegen Sie doch noch einmal scharf, ob Sie das Geld nicht selbst woanders hingelegt oder ausgegeben haben, meint der Chef der Security, um die Sache zu einem versöhnlichen Ausgang zu bringen. Möglicherweise ahnt er bereits, dass es um meine geistige Gesundheit nicht zum Besten steht. Ich erwidere nichts mehr. Ich bin einfach nur beleidigt.

An einem anderen Tag lerne ich dann Jackie kennen. Jackie ist ebenfalls Taxifahrer und Guide, er ist sephardisch wie Jimmy und nicht europäischen Ursprungs wie Jonathan. Wenn ich das noch richtig weiß, stammt Jackie aus Marokko. Er spricht schlechter Englisch als ich Hebräisch, so dass ich meine Sprachkenntnisse notgedrungen einsetzen muss. Mit Jackies Hilfe finde ich einen Friseur in der Nähe des Hotels und eine Reinigung.

Auch Jackie lädt mich zu sich nach Hause ein. Wie viele Israelis besitzt er eine Eigentumswohnung, wobei seine sich in einer Siedlung außerhalb von Jerusalem befindet. Ich benehme mich völlig arglos und ignoriere, dass Jackie wohl offensichtlich alleinstehend und von seiner Frau geschieden ist. Im Grunde genommen begebe ich mich in eine bedenkliche Situation. Er spricht mich sogar selbst darauf an. Ob ich mir nichts dabei denken würde, einfach so mit einem Mann mitzugehen? Tatsächlich ist er – Gott sei Dank – nicht der Mann, der das in irgendeiner Weise ausnutzen würde. Damit berührt er einen

Punkt, über den ich zu jenem Zeitpunkt nicht wirklich nachdenken kann. Denn ich biete mich, rückwirkend und von heute aus betrachtet, als potenzielles Opfer geradezu an. Gleichzeitig fürchte ich mich vor allem, vielleicht deshalb, weil mir auf diffuse Art zu Bewusstsein kommt, dass ich die Grenzen nicht abgesteckt habe. So auch auf einer legendären Fahrt, die ich später mit Jimmy nach Jericho unternehme. Wenn ich heute darüber nachdenke, kann ich nur mit dem Kopf schütteln und mich wundern, dass mir nichts passiert ist.

Es muss während der zweiten Woche meiner Reise passiert sein. Aus dem *Waldorf Astoria* bin ich da schon hinauskomplimentiert worden unter Umständen, die ich nicht mehr genau rekonstruieren kann, die aber wohl mit meinem auffälligen Verhalten zu tun haben. In der zweiten Woche residiere ich, nicht sehr weit vom Waldorf Astoria entfernt, im *Three Arches* gegenüber dem berühmten *King David,* wo ich das Hotelpersonal in Atem halte mit meinen Gesuchen, zu kopieren und zu telefonieren – dort gibt es einen eigenen Büroraum. Hier laufe ich über einen marmornen Korridor, wo Unterschriften berühmter Gäste eingraviert sind, unter anderem auch die von Nelson Mandela. Zur Erinnerung: Ich bin ja mit Nelson Mandela verwandt.

Doch zurück zu meinem Ausflug nach Jericho. Ich habe Jimmy irgendwo wieder getroffen, als ich mit einem anderen Guide unterwegs war. Vielleicht habe ich ihn auch angerufen, doch das halte ich eher für unwahrscheinlich. Er knöpft mir meine letzten Schekel ab. Wobei er dafür natürlich auch etwas tut, aber das hilft nicht viel, denn ich habe auf irgendeine Weise mein ganzes Geld durchgebracht, zunächst im *Waldorf Astoria* und dann im *Three Arches.* Mir ist schon damals nicht klar gewesen, wie das passieren konnte, deshalb habe ich andere beschuldigt, sie hätten mich bestohlen. Jedenfalls bin ich zu diesem Zeitpunkt schon völlig ohne inneres Gerüst und Halt und falle von einer zufälligen Situation in die andere. Auf die Art gerate ich mit Jimmy nach Jericho, einer der ältesten Städte der Welt; sie liegt heute in den palästinensischen Autonomiegebieten, nicht weit weg von Jerusalem. Erstens war ich schon in Jericho, zweitens ist die Situation natürlich völlig abstrus. Es ist mir nicht entgangen, dass aus der Begegnung mit Benjamin Netanyahu wohl nichts wird, ich habe kaum noch Geld und eigentlich auch keinen Nerv für touristische Späße wie eine Seilbahnfahrt zum Kloster der Versuchung. Jesus soll hier vom Teufel herausgefordert worden sein, was mir allerdings völlig gleichgültig ist. Die Seilbahn zum Kloster steht sowieso still, die Souvenirstände und Läden in der Stadt sind wie leergefegt. Ich scheine die einzige Touristin zu sein. Jimmy nötigt mich schon wieder, auf einem Kamel durch die staubigen Straßen zu wanken. Schon wieder macht er abwesend ein Foto, während er sich mit Leuten unterhält, die er sehr gut zu kennen scheint.

Ich werde in einen Laden gelockt, in dem die Besitzer mit mir über die Anschaffung von Souvenirs feilschen – es geht um Dinge wie Plüschkamele mit roten, blinkenden Augen, die Geräusche von sich geben, wenn man auf ihren Bauch drückt, Keramik-Aschenbecher, die ich nicht gebrauchen kann, weil ich seit 2003 nicht mehr rauche, oder bauchfreie, fast durchsichtige und mit jeder Menge Pailletten besetzte Kleider. Ich habe zwar eigentlich keine Geduld dafür, auf der anderen Seite aber auch keine Kraft, mich zu wehren. In diesem Moment verabschiedet sich Jimmy, als käme ich hier schon gut alleine zurecht. Ich protestiere nicht, ich laufe ihm nicht hinterher. Ich lasse alles geschehen. Und es entwickelt sich bald noch verrückter.

Denn ein kleiner palästinensischer Patriarch hat sich meiner angenommen und will mir, so behauptet er, unbedingt seine Familie vorstellen. Er hätte mir alles Mögliche erzählen können, ob ich es geglaubt hätte, weiß ich nicht, aber das ist auch egal: Ich kann mich in dem Moment sowieso nicht mehr richtig wehren. Ich erinnere mich daran, wie wir beide in seinem Auto sitzen und zu seinem Haus fahren. Dort bekomme ich zu essen, und dann sitze ich mit ihm vor dem Fernseher. Seine Frau ist nicht zu Hause. Er zappt, bis er irgendein indisches Musikprogramm erwischt hat. Schließlich fängt er an, sich wild zu bewegen. Das soll wohl Tanzen sein, denke ich halb belustigt, halb alarmiert. Ich soll auch tanzen. Ja, mich bewegen, so wie er! Ich weiß nicht, ob er nicht sogar etwas von ausziehen sagt. Da macht irgendetwas in mir dann doch Klick und ich begreife, dass ich schnellstens von hier abhauen muss, egal wie.

Ich habe plötzlich Reste von Entschiedenheit in mir gefunden. Jedenfalls mache ich dem Mann klar, dass es jetzt genug ist und er mich nach Jerusalem zurückbringen soll. Nicht noch ein kleines Tänzchen? Nein, nicht noch ein kleines Tänzchen. Es ist doch gerade so schön jetzt. Ja, wenn es am schönsten ist, dann soll man aufhören, vielen Dank für Essen und Trinken, danke für die Gastfreundschaft, aber jetzt muss ich wirklich nach Hause. Er zieht ein Gesicht, aber er holt die Autoschlüssel. Ich sitze total angespannt in seinem Auto, bis wir endlich in Jerusalem ankommen und er mich vor dem *Three Arches* absetzt. Tatsächlich absetzt. Der Spuk ist vorbei.

Glücklich, dieser Situation entkommen zu sein, verbringe ich meinen Abend im Hotel. Dort habe ich mich mittlerweile fast verbarrikadiert, weil mein Verfolgungswahn immer schlimmer blüht und ich immer mehr Bedrohungen aus ganz normalen Gesten, Worten, Blicken herauslese. Auch hier fange ich jetzt an zu schreiben. Briefe. Faxe. An Netanyahu, aber auch an ehemalige Freunde von mir aus Israel, an Ephrat, mit der ich mir damals im Studentenwohnheim in Haifa ein Zimmer geteilt habe, an Jossif, den Drusen, mit dem ich mich öfter über

Religion unterhalten habe, an Marie, eine Schweizerin und ehemalige Kommilitonin in Haifa, die einen Israeli geheiratet und in Tel Aviv glücklich geworden ist.

Ich telefoniere mit dem obersten Gericht in Israel, ich telefoniere von Israel aus auch ins Ausland. In meinen Unterlagen finde ich noch eine Notiz vom 2. Februar, als ich bis um knapp drei Uhr morgens wach ausgehalten habe, nur um von der Zeit her passend in Australien anrufen zu können. *I called the High Court of Australia. From Three Arches Jerusalem, Room 217.* Auch in meinem Tagebuch ist für diesen Tag ein Eintrag zu finden, in dem meine Verzweiflung zum Ausdruck kommt: *I slept well, more or less. It is around eight o'clock in the morning, weather is a little bit cloudy. I don't know what happened to this country. I intended to get my passport[12], to talk to Benjamin Netanyahu and pay a lawyer in advance to get my money. I thought I could see or talk to my former professors in Haifa and visit Ephrat and Jossif. Instead of that I lost all my money and I am persecuted here too.*

Meine Situation ist also ähnlich verfahren wie in Deutschland. Ich lasse mich von Jonathan oder Jackie oder Jimmy oder wem auch immer zur nächsten Post bringen, wo ich jede Menge Papier aufgebe, das dann bei wahrscheinlich erstaunten oder konsternierten Adressaten landen wird. Ich laufe zu Fuß zur Polizeistation in der Innenstadt, ich gebe Pakete bei der Wache am Jaffa Gate ab. Ich verbünde mich gedanklich mit Teilen der Beschäftigten des *Three Arches,* wo ich anscheinend nicht ganz so sehr auffalle wie im *Waldorf Astoria.* Ich lege eine bestimmte Summe für das Taxi von Jerusalem nach Tel Aviv und von Frankfurt nach Köln zur Seite. Mein Geld wird knapp. Doch ich möchte versöhnlich von Israel scheiden.

---

12  Ich wollte doch die israelische Staatsbürgerschaft beantragen.

Deshalb mache ich mich zu einem symbolträchtigen Ort auf, nach Masada. Masada ist eine ehemalige jüdische Festung in der Nähe des Toten Meeres. Nach dem Aufstand der Juden gegen die Römer (66 bis 70 n. Chr.) und der Eroberung Jerusalems mit der Zerstörung des Tempels (70 n. Chr.) fiel Masada erst 74 n. Chr., die letzte jüdische Stellung. Masada gilt als Symbol des Widerstandes. Die dort eingeschlossenen jüdischen Rebellen wählten nämlich lieber den kollektiven Selbstmord als die Sklaverei. Nach der Gründung Israels wurden Rekruten auf Masada vereidigt. Es heißt: *Masada shall not fall again* – Masada darf nie wieder fallen.

Es ist ein Ort, an dem sich meine Situation mit der des jüdischen Volkes vergleichen lässt, denke ich, spüre ich: in die Defensive gedrängt und verfolgt. Ich liebe das Pathos dieser Geschichte, ich liebe auch die alten Mauern und den steilen Aufstieg zur Festung. Ich lasse den Fahrer unten an einer Seilbahnstation warten, während ich den *snake path,* den steilen, staubigen und steinigen Weg nach oben wandere. Ich war hier schon öfter und freue mich darüber, dass ich noch einiges über die Geschichte dieses Ortes im Kopf habe. Ich halte mich eine Weile oben auf und genieße den absolut beeindruckenden Blick, der sich rundum darbietet, etwa auf das Tote Meer. Dann mache ich mich an den Abstieg und kaufe an der Seilbahnstation noch zwei T-Shirts. Eines habe ich bis heute aufbewahrt, ein rosafarbiges. Während ich dies schreibe, fällt es mir ein, ich suche in meinem Kleiderschrank danach: *Masada shall not fall again* ist der Spruch, mit dem es bedruckt ist.

Ich kehre also mit heroischer innerer Haltung ins Hotel zurück und trete am nächsten Morgen meinen Heimweg an. Es ist wieder ein anderer Fahrer, farbig, die Fahrt verläuft ohne besondere Ereignisse. Ich komme in Tel Aviv an, schaffe es schnell durch die Sicherheitskontrolle, indem ich mein Foto von Benjamin Netanyahu zücke und davon erzähle, dass ich Journalistin bin. Ich erinnere mich nicht im Detail an den Flug, auch nicht an die Heimfahrt.

Den durchschlagenden Erfolg für alle meine Probleme, den ich mir von dieser Reise erwartet hatte, den habe ich natürlich nicht erzielt. Stattdessen finde ich in meinem Briefkasten in Köln die Androhung eines Strafbefehls. Ich hatte wohl gehofft, der Anwalt hätte während des Urlaubs meine Probleme gelöst und alle Schwierigkeiten beseitigt. Fehlanzeige. Frustriert und enttäuscht, so bin ich drauf, als ich Frau F. beschimpfe, der ich auf der Straße begegne. Es ist unser zweites Treffen, diesmal rein zufällig.

So jedenfalls rekonstruieren wir die Ereignisse für dieses Buch, denn Frau F. gehört zu dem Kreis von Leuten, die sich bereit erklärt haben, mit mir noch einmal über diese Zeit zu sprechen. Ich hatte mich zwischenzeitlich, auch das ist schon mindestens ein Jahr her, bei ihr für mein damaliges Verhalten entschuldigt. Sie ist einer der Menschen, der diese Entschuldigung angenommen hat, bei dem die Geste angekommen ist. Für sie war das überhaupt der Grund, dass ich sie jetzt interviewen darf, erläutert sie mir während unserer Verabredung im Reisebüro an einem bewölkten Dezembertag, als ich es mir ihr gegenüber vor ihrem Schreibtisch bequem mache.

Es sei mutig von mir gewesen, findet Frau F., dass ich damals überhaupt hierhergekommen sei und gesagt hätte, es sei halt eine Krankheit gewesen, ich hätte das jetzt verstanden und wolle mich entschuldigen. Das fand sie total mutig. Und warum solle sie da jetzt irgendwie böse sein? Sie finde das einfach menschlich toll, und deswegen dürfe ich auch gerne jetzt mit ihr sprechen ...

Es tut mir natürlich gut, so etwas zu hören, denn es gibt ja auch viele andere Reaktionen. So eine Erfahrung macht mir immer Mut, nicht aufzuhören, mich zu überwinden, Neubegegnungen zu riskieren. Ich versuche, mich mit Frau F. in die

Zeit von damals zurück zu versetzen. Ich leite also das Interview damit ein, dass ich erzähle, wie ich damals zu ihr in den Laden gegangen bin und nach Israel wollte ...

Ja, antwortet sie, das sei ein nettes Gespräch gewesen, für sie war alles völlig in Ordnung. Wir haben die Reise gebucht und es war locker, nett, freundlich, seriös, alles gut.

Das ist auch mein Eindruck gewesen. Ich frage weiter: Und dann kam ich aus Israel zurück und habe Sie auf der Straße getroffen. Was habe ich da gemacht?

Also, beim ersten Mal, als ich sie nach der Reise im Laden besucht hätte, da hätte ich ihr noch ein kleines Geschenk mitgebracht. Und mich bedankt und gesagt, dass alles toll war. Aber zwischendurch sei schon diese E-Mail aus Israel gekommen. Die habe sie total verwundert. Da war sie schon ein bisschen sprachlos und später auf der Straße hätte ich sie dann ziemlich derbe beschimpft. Die Ausdrücke wisse sie nicht mehr, das sei ja auch schon lange her, aber es habe sie tatsächlich schockiert.

Ich frage sie, ob sie sich noch näher an die E-Mail erinnert. Was stand denn da drin?

Die hat sie sich gestern extra rausgesucht. Sie kann sie gerne noch mal rausholen, wenn ich mag ...

Soll ich's mal einfach vorlesen?, fragt sie.

Ich willige ein.

Frau F. sucht in ihren Unterlagen und fischt ein Blatt Papier heraus. Sie liest vor:

*Liebe Frau F. Hier, wie versprochen, der erste Bericht aus Israel. Das Land ist schön, die Menschen sind im Prinzip okay. Wie mehr oder weniger überall, und ich liebe dieses Land wirklich. Ich hatte Ihnen ja erzählt, ich war hier schon viele Male. Aber der Irrsinn versucht sich ja am liebsten an den besten Plätzen und um die besten Menschen herum einzunisten. Also: Ich wurde im Waldorf Astoria attackiert und zu vergewaltigen versucht. Das habe ich angezeigt bei der Polizei in Jerusalem. Die*

*Anzeige bringe ich gerne mit. Aus diesem und anderen Gründen war ich gezwungen, das bereits bezahlte Hotel Waldorf Astoria am 28. Januar 2015 gegen 9 Uhr bzw. 11 Uhr zu verlassen, obwohl dort auch sehr viele gute Menschen arbeiten. Gerade eben habe ich meinen Rechtsanwalt angerufen und ihm ein bisschen von diesen Dingen erzählt. Also mein Kölner Strafrechts- und Arbeitsrechtsanwalt. Kleiner Tipp von mir: Die Verbraucherzentrale NRW könnte unser Ansinnen evtl. auch unterstützen. Herzliche Grüße und bis bald.*

Und dann hatten Sie ja auch noch an jemand anderen aus unserem Büro geschrieben. Wer war das noch mal? Der Herrn Y. ... das lese ich auch noch eben vor.

Oh nein, das hatte ich ja völlig verdrängt. Ich hatte mich nach meiner Rückkehr aus Israel an einen Vorgesetzten von Frau F. gewandt, wenn mich nicht alles täuscht. Ich muss mich wieder für einige Sekunden schämen, bis meine Aufmerksamkeit von dem Text gerufen wird, den Frau F. vorliest:

*Bis gestern war ich der Meinung, von Frau F. aus Ihrem Reisebüro gar nicht so schlecht beraten worden zu sein. Leider ein Irrtum. Viele der Probleme, denen ich in Israel begegnet bin, Mordversuche, Diebstähle, Vergiftungen usw. hatten mit der guten Frau F. zu tun, der ich unendlich netter Mensch gestern noch ein Giveaway vom Toten Meer geschenkt habe. Nun ja, jeder muss sich vor seinem Schöpfer selbst verantworten. Ich berate Sie jetzt nicht, wer weiß, ob ich jemals dafür Geld erhalten werde, aber den letzten Tag im Waldorf Astoria, den möchte ich per Verrechnungsscheck zurück. Entschädigungsforderungen für die in Israel rund 12 000 geklauten Euros und die Attacken auf meine Gesundheit behalte ich mir vor. Und ich möchte die Telefonkosten erstattet bekommen, die ich für die Gespräche mit Frau F. vergeudet habe von Israel aus. Ihre Christiane Wirtz*

Daraufhin habe sie leider eine Stellungnahme bei ihrem obersten Chef abgeben müssen. Das sei alles sehr unschön gewesen. Und es sei sehr viel Arbeit gewesen, und irgendwo habe es erst einmal ein schlechtes Licht auf sie geworfen. Später dann nicht mehr, trotzdem sei es eine sehr unschöne Sache für sie gewesen.

Das tut mir sehr leid, entgegne ich. Ich habe gar nicht gewusst, welche Ausmaße das dann noch angenommen hat, sage ich Frau F. und frage mich, in wie vielen Behörden, Verbänden und Institutionen ich solchen und ähnlichen Aufruhr verursacht habe. Wie soll ich das bloß wieder gut machen? Das geht ja gar nicht! Das ist eine unmögliche Sisyphos-Arbeit. Ich reiße mich zusammen und komme mit meinen Gedanken wieder zurück ins Reisebüro. Ich will wissen, wie Frau F. denn dann mit der Sache umgegangen ist.

Im Endeffekt hätten sie das abgehakt unter: Irgendetwas sei mit mir wohl nicht ganz richtig. Denn was ich da geschrieben hätte, das sei ja schon sehr seltsam gewesen. Und dann hätten sie gedacht: Sie lassen das jetzt mal einfach so im Raume stehen und vergessen das einfach.

Ob es ihre Verletztheit wenigstens ein ganz klein wenig habe heilen können, dass ich mich bei ihr entschuldigt habe?

Ja, definitiv. Auf jeden Fall. Ja, sagt Frau F.

Ich bin erleichtert.

Einerseits. Es ist gut, dass ich eine Baustelle im riesigen Trümmerfeld jetzt zum Abschluss bringen konnte, wenigstens einigermaßen. Aber, und das ist die andere Seite, es liegen noch etliche vor mir. Und einige Orte werden wohl immer Bombenkrater bleiben. Nachdenklich schlendere ich nach Hause. Es bleibt ja noch das gnädige Vergessen.

Kapitel 15

# Rainer

Spät dran bin ich, als ich mich mal wieder in die Südstadt begebe. Ich bin mit Rainer verabredet, für 13 Uhr. Letzte Woche bin ich zufällig an seinem kleinen Porzellanatelier vorbeigelaufen und habe ihn draußen vor der Tür stehen sehen, wie er mit seinem Nachbarn eine Zigarette geraucht hat. Da habe ich ihm von meinem Buchprojekt erzählt und er hat spontan zugesagt, mir zu erzählen, wie das alles für ihn war und wie er mich im Wahn wahrgenommen hat.

Ich rufe also kurz an und sage ihm, dass ich noch fünf Minuten brauche. Kein Problem, meint er, er sei da. Ich bekomme sogar einen Parkplatz und laufe eilig und mit leichtem Herzen die wenigen hundert Meter bis zu Rainers Laden. Ich fühle mich in dieser Stadt inzwischen wieder ein bisschen heimisch und heiter, von mir zugewandten, nicht ablehnenden Menschen umgeben.

Die Tür lässt sich aufdrücken, eine Glocke klingelt, doch unser Gespräch gestaltet sich zunächst ein wenig schwierig, gerät ins Stocken. Ich betrachte die Vasen, die Perlen, die Ringe aus Porzellan, die er liebevoll aus farbigen Schichten gestaltet hat; sie liegen auf Regalen zu beiden Seiten des Raumes aus. Rainer, im hinteren Teil des Ladens mit seinem frischen Porzellan und seinem Brennofen beschäftigt, traut mir doch nicht richtig über den Weg. Das mit dem Buch, argwöhnt er, das könne ja schon wieder so eine Story von mir sein, wie die über John F. Kennedy. Wer ihm denn jetzt garantieren könnte, dass ich wirklich wieder gesund oder wenigstens normal sei, knarzt er. Rainer stammt aus Franken.

Einen Moment lang bin ich hilflos. Was soll ich ihm nur sagen? Was soll ich jetzt tun? Wieso muss ich mich so rechtfertigen? Ich kann ihn ja verstehen, aber dass ich wieder einmal als schräger Sonderling angesehen werde, dem man nicht trauen kann, trifft mich ins Herz. Doch dann reiße ich mich zusammen und mir kommt die Idee, dass wir den Verlag anrufen könnten. Ich wähle also die Nummer und reiche Rainer mein Smartphone. Ich beobachte ihn, während er mit dem Verlagsleiter telefoniert. Ich muss gar nicht lauschen, was der sagt, es reicht, zu sehen, wie sich Rainers Miene aufhellt. Jetzt glaubt wiederum er, sich rechtfertigen zu müssen, weil ihm das Ganze zu seltsam vorgekommen ist. Zum zweiten Mal hole ich mein Aufnahmegerät heraus und diesmal macht er keine abwehrende Geste.

Ist in der Zwischenzeit von letzter Woche auf heute irgendetwas passiert, das sein Misstrauen erregt hat? Nein, meint er, er habe nachgedacht darüber, ja klar, ich hätte einen stabilen Eindruck gemacht, aber er habe gedacht: Ja, was weiß ich, wie die drauf ist, ist sie immer noch so? Deshalb jetzt diese Absicherung.

Umgekehrt hat er sich, als ich im Wahn gewesen bin, auch immer mal wieder gefragt, ob an meinen schrägen Geschichten nicht doch was Wahres dran ist.

Ich frage ihn, an was er sich noch erinnert.

Rainer holt tief Luft, bevor er loslegt. Zu einer bestimmten Zeit bin ich relativ regelmäßig bei ihm vorbeigekommen. Rainer war so ein Freund, den ich mir ausgesucht habe und der gar nicht gefragt wurde, ob er mein Freund sein will. Was habe ich denn da so erzählt? Wie fand er die Situation?

Tja, also am Anfang ganz normal, antwortet er. Nette Frau, kommt herein, findet die Sachen toll. Kauft ein. Alles gut. Aber dann, als ich angefangen hätte, ihm von meinen persönlichen Problemen zu erzählen – Verfolgung, Familie, Einbruch und Beschattung, Ausspionieren und Post öffnen! Und das habe sich eigentlich gesteigert. Von Besuch zu Besuch habe es sich gesteigert und sei immer abstruser geworden. Irgendwann, sagt Rainer, habe er sich gedacht: Entweder spinnt sie oder es stimmt. Er habe es ja auch nicht gewusst. Also eigentlich habe er gedacht: Die spinnt. Aber wenn nicht, was ist dann? Er lacht. Rainer schaut so, als fiele ihm gerade auf, dass ich jetzt vielleicht verletzt sein könnte. Und er formuliert es noch einmal anders: Also, was heißt, die spinnt, die erzählt mir 'ne Story hier.

Ob ich einfach Aufmerksamkeit gebraucht oder ein echtes psychisches Problem gehabt hätte, das habe er nicht gewusst. Und das wurde ja alles immer mehr und immer schlimmer, bis er irgendwann mal zu mir gesagt habe: Schreib das alles erst mal für dich auf, damit du dann merkst, was hier los ist. Vielleicht kriegst du auf die Art ja Klarheit rein. Und ich hätte ihm dann irgendwann den Brief gebracht und er habe da zwei, drei Seiten gelesen und gedacht: Nee, das ist too much, da stimmt überhaupt nix. Und außerdem sei ich dann ja auch weg gewesen, er habe mich erst nach Monaten wiedergesehen und dann schon in Begleitung.

Rainer ist der Auffassung, diese Begleitung sei meine Betreuung gewesen. So war das zwar nicht genau. Denn die Frau, die damals mit mir an seinem Atelier vorbeispaziert war, ist eine Sozialarbeiterin der psychiatrischen Klinik, die mich und wohl auch noch jemand anderen auf unserem täglichen Ausgang beaufsichtigte. Das ist mir jetzt aber zu viel der Erklärung. Ich will Rainers Redefluss nicht mit meinen Korrekturen abblocken. Ich lasse ihn lieber weitererzählen.

Ich hätte ihm vom Absturz und der Wohnung erzählt, sagt er, und dass ich jetzt in Behandlung bin. Und eine Betreuung habe. Da hätte er sich gedacht: Naja. Klar. So ist das.

Erst einmal Schweigen. Ich frage nicht genau nach, was denn da so klar gewesen sein soll. Wahrscheinlich will er damit ausdrücken, dass es eben doch offensichtlich war, dass ich ein psychisches Problem hatte.

Ob er mich als aggressiv empfunden habe?

Aufdringlich, aber nicht aggressiv. Irgendwie überstülpend. Nicht aggressiv, aber schon grenzüberschreitend. Nicht wissen, wann Schluss ist, so in der Art.

In dem Sinne, dass ich nicht gemerkt hätte, wenn ich ihn genervt oder zu sehr eingebunden habe in den ganzen Kram?, frage ich nach.

Ja, genau das.

Aber trotzdem nicht so, dass er gedacht hätte, er müsste die Polizei holen, um mich hier irgendwie raus zu transportieren?

Hier aus dem Geschäft? Also nee, nee, nee. Ja, so Gedanken, ist das eine Stalkerin oder spinnt die oder ist die gefährlich, die habe er sich schon gemacht. Man weiß ja nie, trotzdem hatte er nicht wirklich das Gefühl, dass es so wäre. Aber die Alarmglocken hätten schon ein bisschen geschrillt. Vorsichtig sei er gewesen, aber sonst habe es nichts Akutes gegeben.

Ich sage Rainer danke und stelle mein Aufnahmegerät aus. Ich plaudere noch ein bisschen mit ihm, bevor ich den Laden verlasse. Zwar ist es nach dieser Begegnung ein wenig heiler geworden mit uns beiden. Doch ich habe das Gefühl, dass ihm der Schock von damals immer noch in den Knochen steckt. Mir natürlich auch. Ein Hauch von Schwermut fliegt mich an, ein Schleier aus Blei legt sich auf mein Gemüt und weht dann wieder fort. Ich blicke von außen auf die Warenauslage mit den filigranen Porzellangegenständen. Im Hintergrund wird Rainer von einer Lampe neben seinem Brennofen beleuchtet.

Kapitel 16

# Es wird eng

Neben der Staatsanwaltschaft, dem Copy-Shop und Rainer gab es in der Zeit meiner Krankheit noch mehrere Anlaufstellen, die ich regelmäßig angesteuert habe und an denen ich nicht zurückgewiesen wurde. Eine war mein Nachbar Helmut, den ich für dieses Buch aber nicht ausfindig machen kann. Eine andere war, ganz in der Nähe meiner Wohnung, ein Friseursalon, in dem ich mir gelegentlich die Haare habe schneiden und frisieren lassen, am liebsten von Fabian. Fabian war für mich aber nicht nur ein Friseur, ich hatte ihn mir auch als eine Art persönlichen Ratgeber ausgesucht.

Der Friseursalon befindet sich in der relativ bekannten Severinstraße in der Kölner Südstadt. Der Laden ist ziemlich groß. Ich war damals schon längere Zeit Kundin dort, wurde in der Regel von Fabian oder Mara bedient und war immer zufrieden. Diesen Kontakt habe ich in die Zeit meiner Psychose gerettet. Auch hier im Salon habe ich mich schon entschuldigt, vor allem bei Katrin, der Besitzerin, von der ich glaubte, sie behandele ihre Leute schlecht und die ich einmal ganz seltsam angegangen bin, was vollkommen ungerechtfertigt war. Hier ist mittlerweile alles, als wäre nichts passiert, augenscheinlich und von der Grundstimmung her. Ich war nämlich in letzter Zeit schon öfter wieder dort und habe meine Haare schneiden lassen. Katrin ist bereit, sich zu ihren Erfahrungen mit mir und meiner Krankheit zu äußern, und findet diese Möglichkeit sogar ganz spannend.

Wir treffen uns also in einem Südstadt-Café – demselben, in dem ich mich damals auch mit dem Rechtsanwalt getroffen hatte. Wieder Cappuccino und Tee oder zweimal Cappuccino, ich weiß es nicht, jedenfalls bin ich schon da, als Katrin eintrudelt, das Handy am Ohr, irgendwelche Termine mit ihren Kollegen absprechend: Hat sie noch Zeit, bis die Kundin kommt, wann genau ist der Termin? Sie hat noch Zeit, sie lächelt. Sie setzt sich, ich stelle meine kleine Maschine an, *same procedure*, aber immer wieder eine neue Herausforderung. Ich bin neugierig und gleichzeitig habe ich bei jedem dieser Treffen ein wenig Angst, was sich da noch herausstellen wird. Katrin macht es mir leicht, sie tätschelt meine Hand, sie ist freundlich und zugewandt. Ich muss mich nicht sehr überwinden. Also beginne ich zu fragen, wie häufig erst einmal ganz allgemein: woran sie sich überhaupt noch erinnern kann.

Katrin sprudelt gleich los: Ich sei immer wieder zu ihnen in den Laden gekommen und sie habe lange Zeit eigentlich gedacht, alles sei normal. Irgendwann habe man aber gemerkt, dass ich anscheinend eine tiefe Abneigung gegen sie hatte. Und das habe sich dann immer mehr hochgeschaukelt. Natürlich habe sie einiges erzählt bekommen, wenn ich beim Fabian war. Der kam sehr gut mit mir zurecht, aber sie konnte ich irgendwie nicht leiden. Manchmal habe sie mich angesprochen, wie man das eben so macht, weil man die Kunden ja wahrnehmen möchte. Da geht man als Chef eben hin und sagt: Und, wie geht's? Und das hätte sie bei mir halt auch gemacht, sie hätte mir mal auf die Schulter getippt und gefragt, wie es mir geht. Da hätte ich oft ganz komisch auf sie reagiert und dann hätte sie es irgendwann eben gelassen.

Der Höhepunkt sei dann gewesen, als ich eines Tages in den Laden reinkam – nein, nicht reinkam, eigentlich hätte ich nur die Türe aufgemacht und etwas hereingerufen. Sie hatte gerade zwei Kundinnen dasitzen und denen hätte ich gesagt:

Lasst euch nicht die Haare von denen da machen, schon gar nicht von der Chefin, denn die ist irgendwie ... An den genauen Ausdruck erinnert sich Katrin nicht mehr, *doof* oder *dumm*, irgendwas in der Art. Und dann, fällt ihr jetzt wieder ein, hätte ich noch gesagt: Wenn überhaupt, dann nur vom Fabian oder der Mara. Nach diesem Satz sei ich abgehauen. Sie sei total geschockt gewesen. Die beiden waren Neukundinnen zur Beratung von einer Haarverdichtung, Haarverlängerung. Sie hätten jetzt auch aufstehen und gehen können. Sie habe denen natürlich erklären müssen, dass es mir nicht gut geht. Dass sie mich schon länger kenne, dass ich eine Kundin sei. Und dass ich mich im Moment ein wenig merkwürdig benehmen würde und sie, Katrin, irgendwie auf dem Kieker hätte, warum, wisse sie nicht.

Ich erinnere mich an diesen Tag. Irgendwie hatte ich mir zurechtgesponnen, dass Fabian und Mara unter Katrin leiden. Dass sie ihre Angestellten unterdrückt und sie schlecht behandelt. Und da hatte ich mich auf eine sonderbare Art aufgerufen gefühlt, die beiden zu verteidigen. Nach diesem Vorfall habe ich damals – noch in verrücktem Zustand – mit Mara gesprochen und sie hat mir klargemacht, dass es ihr mit Katrin sehr gut gehe. Daraufhin habe ich meine seltsamen Robin-Hood-Aktivitäten eingestellt. Aber Katrin weiß noch mehr Details, die mir nicht so gegenwärtig sind:

Ja, und vorher sei ich schon mal zu ihnen gekommen, als sie im Sommer gerade draußen vor dem Laden standen, da hätte ich Handschuhe angehabt, einen Trenchcoat und meinen Schlafanzug. Sah gar nicht so schlimm aus, sagt sie, sie habe das sogar eher witzig gefunden, flippig irgendwie. Aber letztendlich habe man schon gemerkt, dass ich total aufgelöst war. Dem Fabian hätte ich irgendwann erzählt – ihr nicht, sie stand daneben, aber sie hätte ich gar nicht beachtet – dem Fabian also hätte ich erzählt, dass man mich verfolgen würde ...

... dass das Fahrrad geklaut worden ist?[13] Ich werfe das einfach mal ein. Ich erinnere mich noch deutlich daran, wie sehr mich das aus dem Konzept gebracht hatte, weil es ein Geschehen innerhalb meines Hauses gewesen ist, denn dort hatte ich es im Flur abgestellt

Ja, das könne sein. Nach einer Weile sei sie reingegangen, um weiter ihre Kunden zu bedienen. Wir hätten uns dann erst später wiedergesehen, als ich wieder mal bei ihnen im Laden gewesen wäre, und danach erst wieder, als ich sie dann schlecht gemacht hätte vor ihren Kundinnen.

Nach dieser Szene habe sie beschlossen, sie müsse jetzt mal richtig mit mir reden. Sie sei mir deshalb auf der Straße gefolgt, sei hinter mir hergelaufen und habe gesagt: Christiane, das geht so nicht. Du kannst nicht einfach im Laden auftauchen und mich beleidigen. Du kannst erst wieder zu uns kommen, wenn du dich offiziell bei mir entschuldigt hast. Vorher möchte ich nicht mehr, dass du den Laden betrittst. Und daran hätte ich mich auch gehalten.

Und dann erzählt Katrin, was sie von Fabian erfahren hat, also alle indirekten Informationen über mich:

Der Fabian war schon ein bisschen erschrocken und hat irgendwann gesagt: Jetzt wird es mir auch unheimlich und sie, Katrin, meine sogar, der hätte einmal gesagt, dass ich der Frau Merkel geschrieben hätte, und dass ich keine Antwortschreiben zurückbekäme, weil die wahrscheinlich schon vorher abgefangen würden vom FBI und Tralala. Sie hätte ja gefunden, ich sei wirklich eine gute Geschichtenerzählerin. Zu den anderen habe sie oft gesagt: Die könnte Bücher schreiben. Sie fand diese Sa-

---

13  Ich habe in meinem Tagebuch später nachgeschaut, der tatsächliche Fahrraddiebstahl aus meinem Haus ist erst am 12. November 2015 gewesen, es muss also etwas anderes vorgefallen sein; möglicherweise geraten die Ereignisse ja auch im Rückblick etwas durcheinander.

chen total spannend, und wenn man nicht gewusst hätte, dass da irgendwas nicht stimmt, hätte man sagen können: Das ist echt eine gute Story, es war ja wirklich alles so bündig und so passend. Nur wurde es eben nach und nach ein bisschen unheimlich. Und der Fabian habe auch einmal gesagt: Wenn das so weitergeht, bediene ich die Christiane nicht mehr. Was da genau gewesen sei, könne sie mir nicht sagen, da müsse ich den Fabian selbst fragen. Sie habe sich auch irgendwann nicht mehr so reingehängt. Aber als ich dann angefangen habe, sie vor ihren Kunden als die Böse hinzustellen, habe sie mich natürlich bremsen müssen, und das habe ja auch gut funktioniert.

Wiedergesehen hätten wir uns danach erst viel später, als ich mich dann wirklich bei ihr entschuldigt habe. Und das fand sie echt toll. Sie hat gedacht: Wow, dass die sich noch daran erinnern kann! Aber sie wäre mir auch gar nicht böse gewesen, weil sie wusste, irgendwas läuft da aus dem Ruder. Und, wie gesagt, sie fand mich immer total nett und sympathisch und als Kundin total angenehm.

Ich finde es ja irgendwie erheiternd, dass Katrin meine Geschichten von dieser Seite nehmen konnte und kann. Je länger die Psychose andauerte, desto mehr glaubte ich tatsächlich an Einflüsse von Geheimdiensten. Zu dieser Zeit wurde über eine Befragung von Edward Snowden durch den deutschen Geheimdienst-Untersuchungsausschuss diskutiert. Das beflügelte meine Fantasie. Und es animierte mich, an Christian Ströbele zu schreiben, den Bundestagsabgeordneten der Grünen und Mitglied in diesem Ausschuss:

*Lieber Herr Ströbele, ich bin Journalistin und die Nichte von John F. Kennedy. Ich habe Irres zu berichten und Sie erscheinen mir eine gute und erfahrene Mischung, diesen Irrsinn ansatzweise zu verstehen und der Sache von Recht, Demokratie und Meinungsfreiheit, von Frieden und Liebe und Freiheit, wie sie meine Onkel – und ich – verteidigt haben und verteidigen, weiterzuhelfen. Ich schicke Ihnen Post, mit historischen Dokumenten und Geheimdienstverfolgungsirrsinn. Ich schreibe Ihnen das, damit die Dokumente ankommen bzw. damit Sie vorgewarnt sind. Sehr vieles von dem, was ich in den vergangenen zwei Jahren verschickt habe, wurde abgegriffen, von den kriminellsten Geheimdienst-Sub- und Objekten, die man sich vorstellen kann ...*

So habe ich mir etwa erklärt, warum meine Briefe so wenig Wirkung zeigten, warum sie zurückgeschickt wurden, warum ich keine Antwort erhielt. Das war natürlich nicht meine einzige wirre Konstruktion und nicht die einzige wilde Story, die ich offenbar völlig unverblümt vor allem Fabian gegenüber zum Besten gegeben habe. Der Salon war für eine Zeit lang so etwas wie meine Zufluchtsstätte. Das betone ich Katrin gegenüber noch einmal. Ob sie das damals schon so verstanden hätte? Ich hätte Fabian alles Mögliche erzählt und er hätte mir manchmal auch Geld geliehen. Erinnert sie sich noch daran?

Ja, das wisse sie noch. Und er hat auch gesagt, er hätte das Geld immer zurückbekommen. Da sei auch mal irgendetwas mit meiner Karte gewesen. Sie sei wohl eingezogen worden. Die – wer auch immer das sei – hätten das eingefroren. Das hat ihr Fabian auf jeden Fall erzählt. Also, sie hätten sich da schon so ein bisschen Sorgen gemacht, wenn sie vieles auch wirklich lustig fanden. Und hätten da manchmal eher locker drüber gesprochen, ach ja, wie geht's ihr heute? Es war schon für sie eine spannende Sache. Fabian hätte mir nicht das Geld geliehen, wenn er nicht gedacht hätte, dass er es wiederkriegt. Ich hätte auch oft Geschenke mitgebracht. Ob ich mich daran noch erinnern kann? Sie vergesse so was ja ...

Plätzchen vielleicht?

Ja, Plätzchen. Sie glaubt, dem Fabian hätte ich mal irgendwie so etwas wie einen Fön geschenkt, jedenfalls etwas, das ich selbst, wie ich sagte, nicht mehr benutzen würde ... einen Lockenstab vielleicht?

Einen Lockenstab? Das wundert mich.

Es war ein Glätteisen! Siedend heiß fällt es mir wieder ein.

Ja. Und das sei neu eingepackt gewesen, sagt Katrin. Und das hätte sie persönlich ja nicht angenommen, sie finde, das geht irgendwie nicht. Aber auch sonst hätte ich die Leute im Salon immer wieder verwöhnt. Ich hätte denen immer was mitgebracht, als wäre dauernd Geburtstag.

Katrins Handy klingelt wieder. Irgendetwas muss geklärt werden in ihrem Laden, ihre Leute rufen sie zurück. Wir zahlen unsere Getränke und verabreden uns für ein anderes Mal, wobei es dann nicht mehr um die alte Geschichte gehen soll. Wir verlassen das Café. Katrin findet, ich müsse unbedingt noch Fabian befragen. Denn er arbeitet heute in dem Salon und gerade ist nicht so viel los, so dass wir uns in einem Hinterzimmer unterhalten können. Ich willige ein und begleite Katrin in ihren Laden. Hier ist es ruhig und Fabian kann sich noch an sehr vieles erinnern. Ich bedanke mich erst einmal, dass er mitmacht, und er legt gleich los:

Ich hätte ihm damals erzählt, dass ich die Nichte von John F. Kennedy sei, was er aber für sich behalten sollte. Das war halt so ganz explizit, unterstreicht Fabian. Und er kann sich noch daran erinnern, wie ich mal einen Termin bei ihm hatte, keine Ahnung, so gegen zwölf Uhr, aber um Viertel nach zwölf hätte ich ihn ganz aufgelöst angerufen. Er habe sich direkt Sorgen gemacht. Und dann hätte ich ihm erzählt, es sei jemand im Hausflur und versuche, in meine Wohnung reinzukommen, jemand, der sich als Postbote verkleidet hat, um sich bei mir einzuschleichen. Der würde mir was antun wollen. Und dann hätte ich gesagt: Ich versuche trotzdem zu kommen, Fabian, ich muss nur warten, bis der weg ist. Ja, und eine halbe Stunde später hätte ich vor dem Salon gestanden und ganz aufgeregt erzählt, da sei jemand in meinem Hausflur gewesen, der mich umbringen wollte, weil ich Informationen hätte, die kein anderer wissen soll.

Und dann waren auch Sachen gewesen wie zum Beispiel diese: Ich hätte relativ häufig auch Beschwerdebriefe an den Staat und an Angela Merkel geschrieben und diese Briefe immer in den Briefkasten vor dem Salon geworfen. Und irgendwann hätte ich dann behauptet, dass der Herr vom Laden nebenan wahrscheinlich auch mit der CIA zusammenarbeiten würde und dass in dem Briefkasten hinten bestimmt ein Loch wäre, durch das meine ganzen Briefe abgefangen würden, sodass sie halt nie dort ankämen, wo sie hinsollten. Zum Beispiel hätte ich damals auch sehr viele Briefe an Menschenrechtsorganisationen geschrieben. Das war so ganz explizit, betont Fabian. Wenn ich hier im Laden saß, habe er manchmal auch das Gefühl gehabt, er hätte zehn Minuten mit der einen Person gesprochen und in den anderen zehn Minuten sei ich wieder eine ganz andere Person gewesen. Das war für ihn zwischendurch relativ schwierig. Er habe sich häufig Sorgen gemacht und viel mit Katrin und den anderen gesprochen, was man denn da machen könnte und was da überhaupt los ist.

Aber er habe doch sicher auf irgendeine Art gemerkt, dass ich ihm vertraut habe? Und sogar ein bisschen auf ihn angewiesen war?, frage ich. Das muss doch total komisch gewesen sein, oder?

Ja, es sei sehr komisch gewesen, weil ich anfangs eben eher eine fremde Person für ihn gewesen sei. Aber er habe immer wieder gemerkt, dass ich viel Vertrauen zu ihm hatte, weil ich ihn auch relativ häufig von zu Hause aus angerufen und um Rat gebeten hätte. Da habe er sich manchmal gefragt, ob ich denn niemanden im Bekanntenkreis hätte, der irgendetwas tun kann. Es sei immer wieder eine Herausforderung für ihn gewesen, wirklich die Ruhe zu bewahren, wenn ich in den Salon gekommen sei. Manchmal hätte ich Sachen erzählt, bei denen er sich gedacht habe: Oh, jetzt darfst du aber nicht lachen, das kommt vielleicht falsch rüber und dann kehrt sich das Gute ins Böse um. Er könne sich auch an eine Situation erinnern, da sei es um Geld gegangen und um meine alte Arbeit, ich hätte ihm mal erzählt, dass ich bei XY gearbeitet hätte ...

Für das Radio ...

Genau und dass dort eine Person gearbeitet hätte, die den gleichen Namen hätte wie ich. Und der hätte ich vorgeworfen, dass die mein Leben übernehmen will. Sie habe mir meinen Job geklaut und wolle mich auch sonst aus allem verdrängen. So eine ähnliche Geschichte hätte ich auch von meinem Konto erzählt. Ich hätte irgendwann einmal Probleme mit der Karte gehabt und daraufhin erzählt, jemand hätte einfach mein Konto leergeräumt und ich wisse gar nicht, wo mein Geld jetzt hin sei. Der Staat habe das Konto komplett gesperrt und jetzt könne ich nichts mehr machen.

Und immer wieder hätte ich ihn von zu Hause aus angerufen und behauptet, dass irgendjemand in meinem Hausflur stehe. Meiner Vorstellung nach waren eben alle Menschen in meinem Umfeld damit beschäftigt, mich zu verfolgen. Sei es jetzt die CIA oder das FBI – die CIA hätte ich relativ häufig erwähnt. Auch meine Nachbarn hätten für mich alle mit der CIA zusammengearbeitet und versucht, Sachen über mein Leben zu erfahren. Und ich hätte sehr große Angst gehabt vor vielen Leuten. Dadurch hätte ich wahrscheinlich wenige Vertrauenspersonen gehabt. In ihm zum Beispiel hätte ich dann jemanden gefunden, dem ich wirklich vertraut hätte, aber er hätte immer Angst gehabt, dass das Vertrauen irgendwann in Angst umschlägt, wenn er irgendetwas Falsches sage. Dann würde ich hinterher vielleicht auch ihn als einen Feind ansehen und hätte am Ende gar keinen mehr, dem ich noch etwas erzählen könne.

Irgendwann sei ich ja dann auf einmal verschwunden, da habe er sich in den ersten Wochen extrem Sorgen gemacht und gedacht: Nicht, dass sie sich jetzt was angetan hat oder die Treppe runtergefallen ist und keiner tut etwas. Also, er hatte lange Zeit echt damit zu knabbern, weil er nichts tun konnte. Er wusste auch nicht, ob man – er habe sich im Internet informiert – ob man da nicht Stellen Bescheid sagen könne, wo man halt mitteilen könne: Die und die Person braucht Hilfe. Denn irgendwann hätte er auch Angst bekommen, dass ich selbst mir etwas antue, besonders seit dem Tag, als ich erzählt hätte, dass der Postbote bei mir im Hausflur stand. Und er habe sich gesagt: Jetzt darf ich nichts Falsches sagen, nicht dass die nachher denkt, ich bin auch von der CIA! Und ich hätte wirklich gedacht, es gäbe eine richtige Verschwörung.

Ein bisschen peinlich ist es mir schon, dass ich Fabian so rücksichtslos in Beschlag genommen habe, und es tut mir leid, dass er sich Sorgen machen musste. Mir fällt wieder ein, dass er mir sogar öfter aus der Patsche geholfen und mir Geld geliehen hat. Ich sage es ihm noch einmal: Das war sehr nett von dir ...

Ja, ich habe einkaufen wollen und ihn gefragt, ob er mir etwas leihen könne. Das sei für ihn selbstverständlich gewesen, weil er ganz genau wusste, okay, da gibt es ein Problem. Da hätte er nicht einfach sagen können: Nee. Man mache sich ja doch Sorgen um die Person, und das gehe auch nicht spurlos an einem vorbei, man habe doch eine Bindung zu den Kunden. Und das tut einem dann schon leid, wenn einer in so einer Situation steckt, sagt er, und das war wenigstens eine Kleinigkeit, die er machen konnte, um mich in der Zeit ein bisschen zu unterstützen.

Ich frage ihn, ob er so etwas wieder machen würde, wenn noch einmal etwas Schwieriges passiert?

Ja, immer wieder. Denn gerade, wenn man solche Probleme habe, sei es halt oft das Umfeld, das sich von einem zurückziehe, und der Betroffene stehe dann irgendwann alleine da. Gerade in so einer Situation würde er immer wieder so handeln. Immer wieder.

Das ist total freundlich, sage ich und räume ein: Es ist tatsächlich so, dass andere vorher aufgesteckt haben.

Ja, das kann er schon nachvollziehen. Vielleicht, weil die einen nicht so gut kennen. Dadurch, dass er mich als Person und meine ganze Art schon über längere Zeit gekannt habe, habe er gewusst, dass es sich da um ein grundlegenderes Problem handeln muss. Und in so einer Situation solle man eben helfen, wenn man die Möglichkeit habe. Er erinnert sich auch, dass er mich damals ein bisschen über meine Familie und meine Eltern ausgehorcht hat, weil er sich schon immer wieder gefragt hat: Hat die jetzt keine Familie oder so? Und da hätte ich ihm damals gesagt, meine Familie würde relativ weit weg wohnen und ich hätte mich bewusst von meinen Eltern abgekapselt, weil die mich hätten einweisen wollen. Er habe das nur gefragt, um herauszuhören, ob da nicht noch jemand im Hintergrund sei, der mir ein bisschen helfen könne.

Fabian wird in den Salon gerufen. Der nächste Termin wartet. Ich bedanke mich, nestele an meinem Aufnahmegerät und stecke es ein. Ich sage Fabian, Katrin und den anderen Tschüs – bis zu meinem nächsten Friseurtermin.

Kapitel 17

# Rechtsanwalt II

So verläuft mein Jahr 2015 dramatisch auf einen Endpunkt zu: die Klinik. Vorher noch bekomme ich eine Betreuung verpasst. Seit Sommer bin ich, die ich ja sowieso nicht mehr Herrin über meine Sinne bin, auch nicht mehr Herrin über meine Geschäftsfähigkeit. Ich bin aufgebracht. Ich schäume. Ich versuche, mich juristisch zu wehren. Dafür wende ich mich wieder an einen Rechtsanwalt, beziehungsweise an zwei. Diesmal habe ich Glück im Unglück.

Zwar bleibt der eine Anwalt nicht an meiner Seite – er hätte meine Interessen gegen den anderen Anwalt vertreten sollen, der mir 7.000 Euro abgeknöpft und diese nicht zurückgezahlt hatte, trotz kaum oder keiner Leistung. Er lehnt das ab, nachdem er erfahren hat, dass ich betreut werde. Ausgerechnet, denke ich. Doch der andere Anwalt, Strafrechtler, spielt mein Spiel mit. Er sieht wohl die Not, in der ich mich befinde, und trifft sich regelmäßig mit mir, ich erzähle ihm dann, welche seltsamen Schreiben ich in der Zwischenzeit verfasst habe, er zeigt sich interessiert und nimmt die wichtigen Dokumente an sich. Ich fühle mich verstanden und traue ihm, und genau das will er offenbar erreichen. Ich habe das Gefühl, dass es vorangeht: Ich bin nicht mehr alleine auf der Welt, jemand hilft mir in meinem Elend.

Die Betreuung muss Ende Juli/Anfang August wirksam geworden sein. Vorangegangen war schon wieder eine Tür-Aufbruch-Situation. Ich erinnere mich noch dunkel und kann aus einem kurzen Tagebucheintrag erschließen, dass ich am 20. Juli um 8.30 Uhr *Aufbruch der Tür, Schlosswechsel, gewaltsames Eindringen in meine Wohnung* zum ersten Mal Kontakt mit einem psychiatrischen Gutachter hatte. Das war einer der beiden Menschen im Gefolge dieser Aktion; der andere war, soweit ich mich entsinne, ein recht unfreundlicher Sozialarbeiter.

Ich weiß nicht genau, warum, aber ich traue diesem Gerichtspsychiater zunächst und erzähle ihm meine Geschichte. Mit den Verwandtschaften und meinen Anzeigen, dass mir Unrecht geschieht, und so weiter. Der Mann lässt das alles über sich ergehen, ohne eine Miene zu verziehen. Einen kurzen Moment glaube ich, ihn überzeugt zu haben. Ich weiß nicht mehr hundertprozentig, ob er mir direkt ins Gesicht gesagt hat, dass er mich für verrückt hält oder nicht, oder formulieren wir es vornehmer: für psychotisch. Ich glaube nicht. Doch rund eine Woche später kommt das Schreiben des Amtsgerichtes. Eine Betreuung wird eingerichtet und zur Betreuerin Frau XY bestellt. Einen Tag, nachdem die Tür aufgebrochen worden war, hatte ich zum ersten Mal einen Termin bei meinem neuen Rechtsanwalt.

Die Betreuerin hat ebenfalls eine Rechtsanwaltskanzlei. Mein netter Anwalt versucht mich ganz sanft auf den Kontakt mit den Betreuern vorzubereiten. Ich lehne vor allem die Betreuerin als bösartig ab, keine Ahnung, warum, denn gegen ihren Stellvertreter habe ich aus genauso wenig nachvollziehbaren Gründen nichts einzuwenden. Es dauert, bis ich zum ersten Mal diese Kanzlei betreten werde. Es dauert, bis sich meine finanzielle Situation wieder so zuspitzt, dass ich nichts zu essen habe. Herrn B. werde ich erst später kennen lernen. Herr B. ist der Mann mit der Hornbrille, der mich schließlich in die Klinik bringen wird. Er ist eine Art rechte Hand der Betreuerin.

Ich treffe Herrn B., um mit ihm über die damalige Zeit zu sprechen und die Ereignisse gemeinsam zu rekonstruieren.

Wir sitzen in demselben Raum, einem Besprechungszimmer, in dem ich damals auf die Auszahlung meines Geldes gewartet habe. Regale voll mit Büchern über Rechtsprechung, Gesetze, Verordnungen und Durchführungsbestimmungen. Dort habe ich mich damals eigentlich ganz wohl und gut aufgehoben gefühlt. Ein großer Tisch mit jeder Menge Stühlen. Eine freundliche Angestellte der Kanzlei hat mir immer einen Kaffee serviert. Ich war hin- und hergerissen von dieser Kanzlei. Mittlerweile bin ich sehr froh, dass ich dort und nicht woanders gelandet bin. Aber vor über zwei Jahren habe ich, am 21. Oktober 2015 etwa, noch notiert: *Ich habe mir ein Herz gefasst und Frau XY gesagt, per Telefon und Mail, dass ich nicht kommen, kein Geld annehmen werde und sie angezeigt habe.* Das habe ich natürlich auch getan. Herr B. wird mich in dem Gespräch gleich an das Groteske dieser Aktionen erinnern.

Ich packe also mein Aufnahmegerät aus der Tasche. Herr B. ist viel beschäftigt und hat leider wenig Zeit für mich. Ich versuche, so direkt wie möglich zur Sache zu kommen, und stelle ihm die Frage, was er denn als Erstes von mir wahrgenommen hat, soweit er sich entsinnen kann.

In den ersten Wochen, erzählt er, habe er nur das Klingeltableau an dem Haus, in dem meine Wohnung war, wahrgenommen, weil er da bestimmt zehn Mal vorgefahren sei zu unterschiedlichen Tages- und Nachtzeiten, um zu klingeln, um mich mal kennenzulernen und um zu besprechen, was sie denn jetzt für mich tun könnten. Aber es wurde ja nie aufgemacht.

Ich erinnere mich noch, er hat auch versucht, per Mail mit mir Kontakt aufzunehmen. Was ist da die Reaktion gewesen?

Per E-Mail? Das wisse er nicht mehr. Er wisse nur, dass ich das erste Mal hier in der Kanzlei aufgeschlagen sei, als ich kein Geld mehr auf dem Konto hatte. Dann sei ich schließlich doch erschienen und habe Geld haben wollen.

Ob er sich noch genau erinnere, wie das war?

Am Anfang sei ich wohl bei seinem Kollegen gelandet, der an dem Tag hier war – es wusste ja niemand, wann ich hier erscheinen würde, ich sei ja immer gekommen, wann es mir passte, wohl um hier herum zu schimpfen, und er habe mich erst später wahrgenommen.

Er sei ja dabei gewesen an dem Tag, an dem ich zwangseingewiesen wurde, sage ich und frage ihn, wie das war. Er mache so etwas zwar nicht tagtäglich, aber doch manchmal. Ob er den Ablauf vielleicht einfach mal beschreiben könne?

Solche Tage seien immer schrecklich, meint er. An dem Morgen um sieben oder acht Uhr, also relativ früh am Morgen, war er an meiner Wohnung verabredet. Er hatte den gerichtlichen Beschluss natürlich dabei, und außer ihm waren zwei Herren vom Schlüsseldienst da, zwei Polizeibeamte und dazu ein Notarzt und ein Sanitäter von der Feuerwehr, mit Notarztwagen. Da war also richtig viel los bei mir. Sie hätten geklopft und er habe mich durch die geschlossene Tür angesprochen, dass es sinnvoller wäre zu öffnen, aber das hätte ich nicht gemacht. Daraufhin wurde dann nach x-maligem Rufen von Polizei und Feuerwehr mein Wohnungsschloss aufgebohrt, und dann hätten sie mich mit sanfter Gewalt zum Mitkommen überredet, wobei ich am Ende doch mehr oder weniger freiwillig mitgegangen sei. Es gebe ja auch Fälle, wo selbst dann keine Einsicht beim Betroffenen da sei und der sich mit Händen und Füßen wehre, was natürlich noch schrecklicher sei. In meinem Fall, sagt Herr B., war es schon schlimm genug, aber es diente ja meinem Wohl, und wie sich herausgestellt habe und man heute sehe, war es genau der richtige Schritt.

Was war für Sie persönlich das Seltsamste?

Die Seltsamkeiten in solchen Fällen seien vielfältigster Natur, findet Herr B. In meinem Fall hätte es eben diese total irrationalen Ausraster gegeben. Er denke da vor allem an eine Anzeige wegen Mordes – ich wäre ja wohl das erste Mordopfer gewesen, das noch in der Lage war, eine Anzeige zu erstatten. Das sei schon sehr spannend gewesen. Und noch etwas fällt ihm jetzt ein: Ich hätte zeitweise das Online-Anzeigenportal des Polizeipräsidiums Köln zum Zusammenbruch gebracht, weil ich unfassbar viele Anzeigen am Tag rausgeschossen habe, Tausende. Das fand er sehr schwierig. Ansonsten ging es eigentlich. In seiner Praxis gibt es häufiger Fälle, in denen die Leute wirklich in hohem Maße selbstgefährdend sind und Dinge tun, die für sie gefährlich sind – über Balkongeländer balancieren, mit Feuer hantieren und so. Das sei bei mir nicht der Fall gewesen. Ich sei mehr wie ein wütender Feuerstrahl durch die Gegend gerannt, schien es ihm.

Tausend Anzeigen am Tag, das kommt mir zwar ein wenig übertrieben vor. Trotzdem überrascht es mich, dass ich so einen Wirbel veranstaltet habe. Davon wusste ich nichts, das erfahre ich jetzt erst.

Und später hätten sie mich dann auch in der Klinik besucht, er oder auch die Betreuerin selbst, sage ich, als ich mit meinen Gedanken wieder in das Besprechungszimmer zurückkehre. Wie war denn das für ihn – der Unterschied zwischen mir im psychotischen Zustand und dann in dem runtergeholten?

Das könne man gar nicht beschreiben. Also, wenn man das zu erklären versuche, denke ein Außenstehender, das könne gar nicht sein, weil das zwei komplett unterschiedliche Menschen seien, in jeder Hinsicht: Äußeres Erscheinungsbild, Körperhaltung, Mimik, Kleidung, Frisur, alles sei völlig anders gewesen. Naja, er selbst sei jetzt nicht so überrascht gewesen, er habe das ja schon bei anderen Betreuten erlebt und wisse, dass es bei manchen Krankheitsbildern genüge, ein bestimmtes Medikament zu geben, und dann sei das, als würde ein Schalter umgelegt: Der Mensch sei dann völlig normal und könne ganz normal sein Leben führen. Aber es war natürlich gut zu sehen, dass das auch bei mir so funktioniert hat.

Ich frage mich, wie heruntergekommen ich wohl war an dem Tag Ende November, als ich in die Klinik eingeliefert worden bin. Was damals genau passiert ist, wird im Nachhinein nicht in allen Einzelheiten nachzuvollziehen sein. Ein geplantes Interview mit der Klinikleitung ist aus Zeitgründen geplatzt, eine ehemalige Mitpatientin, mit den Diagnosen Borderline und Depression, antwortet seit Wochen nicht. Doch eine andere Mitpatientin, Sabine, die für ein paar Wochen meine Zimmergenossin war, hat sich netterweise bereit erklärt, mit mir über diese Phase zu sprechen. Für sie war es gar keine so unangenehme Zeit wie für mich. Das ist einerseits herausfordernd, andererseits vielleicht eine günstige Voraussetzung für ein Gesamtbild.

Ich atme tief durch, reiche Herrn B. die Hand und bin mir sicher, ich werde ihn bestimmt noch einmal wiedersehen. Er wünscht mir viel Glück, ich ihm ebenfalls alles Gute. Ich lasse die Kanzlei hinter mir und spaziere langsam in Richtung der Klinik. Ich stelle mich innerlich auf diese Zeit ein – eine zeitlose, zähe Zeit. In der Außenwelt waren es rund vier Monate.

# Kapitel 18

# Noch einmal das Ende:
# Klinik

Die Fassade betrachtend, würde ich persönlich keine Klinik dahinter vermuten, wenn ich es nicht wüsste. Hohe Fenster, die Architektur vielleicht aus den Achtzigerjahren, kein riesiger Komplex. Das Haupthaus zur Straße neben einer Boutique, einer Apotheke, einem Kiosk. Mittendrin also. Das gehört zum Konzept der Klinik, erfahre ich später, das soll die Nähe zu allen anderen symbolisieren und erleichtern.

Ich drücke die Eingangstür auf und steige ein paar Stufen nach oben zu einem ziemlich großen Empfangsraum, dessen Wände aprikosen-farben-freundlich gehalten sind. Geradeaus ist das Zimmerchen, wo man sich bei einer Beschäftigten anmelden kann, links ein abgetrennter Besprechungsraum und eine Toilette.

Ich erinnere mich an diese Toilette als an einen besonderen Ort. Hier in der Klinik habe ich Susan kennengelernt. Susan wurde – aus welchen Gründen auch immer – nach ein paar Tagen von der Klinik als nicht behandelbar abgewiesen und war für ein paar Wochen obdachlos. Ich habe sie immer hier unten in dem Besprechungsraum getroffen, ihr Obst und Brot zugesteckt, und sie hat diese Toilette genutzt, weil die warm und sauber war. Wir haben in den orangefarbenen Schalensesseln aus Plastik gehockt und sie hat mir Geschichten eines Daseins ganz unten erzählt – sie war noch viel tiefer abgestürzt als ich in meiner Endzeit in der geschlossenen Abteilung. Susan ist die Borderlinerin und Depressive, die eigentlich mit mir hatte reden wollen, zurzeit aber auf keinen meiner Kontaktversuche reagiert. Doch ich weiß, Susan geht es besser, sie lebt nicht mehr auf der Straße und hat sogar einen Zehn-Stunden-Job. Susan hat mehrere Doktortitel und ist sehr intelligent. Das hat sie leider nicht vor ihrem grausamen Absturz bewahren können. Sie hat ihren Mann, ihren Sohn und ihre Gesundheit verloren, nimmt heute rund 15 verschiedene Medikamente am Tag. Solche Storys und andere hat das Haus zuhauf anzubieten.

Ich betrachte die Zeichnungen an der Wand, die Patienten gefertigt haben, und die Werke, die in kleinen Vitrinen ausgestellt sind. Das Haus hat ein Kunsttherapieatelier, das im Keller gelegen ist, dort gibt es auch einen Sportraum mit Umkleide. Zu diesen Räumen gelangt man über das Treppenhaus, das sich vom Eingangsbereich aus gesehen rechts befindet. Dort ist auch ein Aufzug und Treppen, über die man in den zweiten Stock gelangt, wo die geschlossene Abteilung beginnt.

An dem Tag, an dem ich eingeliefert werde, nehme ich von all diesen Einzelheiten nichts wahr – es bleibt allein der Eindruck der Tür, die auf- und wieder abgeschlossen wird. Es gibt nichts zu tun, außer in dem Raum neben dem Medikamenten- und Arztzimmer auf dem Bett zu liegen, es ist ein Zweierzimmer. Ich wechsele ein paar Worte mit meiner Zimmergenossin, darf aber weder schon am Klinikprogramm teilnehmen noch habe ich irgendetwas dabei, mit dem ich mich beschäftigen könnte, ein Buch zum Beispiel.

Ein Arzt sucht mich auf, Dr. P. Er hört sich an, was ich zu sagen habe. Er hat wenig Zeit. Danach lassen mich die Ärzte in der Klinik im Wesentlichen in Ruhe. Es vergehen zähe Stunden und vielleicht zwei, drei Tage, dann komme ich immer mehr mit Dr. P. ins Gespräch, bin wieder in meinem Element und schreibe Briefe mit Einzelheiten zu meiner Geschichte.

Briefe, die keinen interessieren, mir aber helfen, die Zeit totzuschlagen. Wie sich langsam abzeichnet, will die Klinik, dass ich Medikamente nehme. Ich lehne das ab. Es versetzt meiner Beziehung zu Dr. P. einen empfindlichen Schlag, als er mir mit Gewalt, also Zwangsmedikamentierung, droht. Ich bin gekränkt, fühle mich in meinem Vertrauen zu ihm hintergangen.

Die Situation spitzt sich zu, als ich es ablehne, während einer Visite mit der Klinikleitung zu sprechen. In dem Zimmer von Susan und Barbara, mit denen ich mich ein wenig angefreundet habe, sind Gegenstände abhandengekommen. Susan vermisst ein Foto ihres Sohnes, Barbara auch irgendetwas, ich dagegen bin verschont geblieben. Doch ich stelle mich auf den Standpunkt, wer nicht dafür sorgen könne, dass in seiner Einrichtung nicht geklaut wird, der brauche auch nicht Chef bei einer Visite zu spielen und mir möglicherweise wieder mit Gewalt zu drohen. Das bringt das Fass bei den Verantwortlichen offenbar zum Überlaufen. Ihre Geduld ist zu Ende, ich werde in eine Isolationszelle neben dem Medikamentenzimmer gesteckt.

Dort kann man mich rund um die Uhr beobachten, dort muss ich meine körperlichen Geschäfte auf einem Rollstuhl erledigen, weil ich nicht rausgelassen werde. Ich habe keinen Ausgang und keinen Kontakt mit anderen. Ich bin stinksauer. Die Klinik glaubt wohl, damit könne sie mich irgendwie umstimmen, meinen störrischen Willen brechen. Aber das funktioniert nicht so besonders. Ich richte es mir in dieser Zelle ein. Ich versuche mich an irgendwelche Gymnastikübungen zu erinnern, um körperlich nicht völlig abzubauen. Ich schreibe weiter meine Briefe – an Dr. P., an diverse Menschenrechtsorganisationen, an meinen Anwalt, an das Bundesverfassungsgericht, an die amerikanische Botschaft in Berlin.

Als ich noch nicht in der Isolierzelle war, habe ich das mir verbliebene Bargeld in einen öffentlichen Telefonapparat gesteckt, von dem aus man zu bestimmten Zeiten die Außenwelt erreichen kann. Über dieses Telefon habe ich auch mit den genannten Ansprechpartnern und Institutionen Kontakt gehabt. Ich konnte mir einfach nicht vorstellen, dass man eine solche Behandlung an mir zulässt, dass mir keiner hilft, mir, der Nichte von John F. Kennedy, die diffamiert und verfolgt wurde und jetzt in der Klapse gelandet ist. Ich glaube aber, selbst wenn ich mich nicht so prominent aufgeblasen hätte, wäre es in der Klinik nicht viel harmonischer verlaufen. Ich werde zickig, wenn man mich zu etwas zwingen will. Abgesehen von Dr. P. kann ich zu den Ärzten keinen guten Kontakt aufbauen.

Die Klinik schildert mich in einem Arztbrief so: *Dem Betreuungsgutachten*[14] *ist die Diagnose einer paranoiden Psychose aus dem schizophrenen Formenkreis zu entnehmen. Hier im Kontakt ist sie aufgebracht, redet viel, möchte Einspruch gegen die Unterbringung erheben. Fühlt sich zu Unrecht als psychisch krank stigmatisiert. Im Gespräch berichtet sie, dass im Sommer ein Betreuungsverfahren angeregt worden sei von Leuten, die mit ihren Eltern zusammenhingen. Sie habe in der Vorgeschichte angezweifelt, dass ihr Vater ihr Vater sei und später von der Polizei bestätigt bekommen, dass der Vater ihr Stiefvater sei. Man wisse ja aus der Geschichte um die NSU, was heute in diesem Bereich möglich sei. Die Leute in ihrem Haus würden sich sehr boshaft verhalten. Sie wird über die rechtlichen Grundlagen der Behandlung aufgeklärt. Eine angebotene Medikation lehnt sie ab. Eine aktuelle Indikation für eine Zwangsmedikation besteht nicht.*

Die Notwendigkeit eines »Zimmereinschlusses« wird von den Ärzten so begründet: *Aufgrund der angespannten Symptomatik mit Gereiztheit und wiederholten verbalen Grenzüber-*

---

14  Es lag der Klinik von der Begutachtung aus dem Sommer vor.

schreitungen auch Mitpatienten gegenüber wurde es erforderlich, die Patientin von den Mitpatienten zu isolieren, im Verlauf war dann auch ein Zimmereinschluss in einem unserer Überwachungszimmer erforderlich. Die Isolierung der Patientin mittels Zimmereinschluss wurde aufgrund der o. g. Symptomatik und folglich vorhandener Eigengefährdung bzw. drohender Fremdgefährdung zwecks Reizabschirmung aus ärztlichpsychiatrischer Sicht notwendig. Der Zimmereinschluss, welcher über insgesamt 14 Tage aufrechterhalten werden musste, erforderte einen erhöhten pflegerischen und ärztlichen Betreuungsaufwand. Durch die Reizabschirmung wurde sie etwas ruhiger, weniger durch Außenreize (z. B. anhaltende und aufwühlende Gespräche mit den Mitpatienten) getriggert, und die Patientin konnte besser die Form und den Rahmen halten. Nichts desto trotz bestand bei unverändert strikter Ablehnung der Medikation das Wahnsystem und die Antriebssteigerung unverändert fort und die fehlende Krankheitseinsicht blieb bestehen. Die weitere Absonderung/Isolierung war aus ärztlich-therapeutischer Sicht weiterhin aufgrund der fehlenden Impulskontrolle indiziert. Am 18.12. war Frau Wirtz weiterhin fordernd, provozierend und weiterhin bestand keinerlei Krankheitseinsicht. Wir kündigen an, dass heute Nachmittag der psychiatrische Gutachter kommt wegen der Medikation. Sie ist darüber entrüstet, dass sie es jetzt erst erfährt, sie habe Besuch von ihrem Anwalt gehabt, die Ankündigung komme zu spät. Sie möchte mit ihrem Anwalt telefonieren. Sie würde mit dem Anwalt telefonieren.

Ich kann mich noch dunkel an diesen zweiten Besuch des Gutachters erinnern. Was ich allerdings nicht mehr hundertprozentig weiß, ist, ob ich noch versucht habe, ihn von meiner Version der Geschichte zu überzeugen oder nicht. Wieder hilft ein Blick in alte Dokumente, eben in das psychiatrische Gutachten von diesem Tag: *Frau Christiane Wirtz wurde im Isolierzimmer der Station auf ihrem Bett sitzend angetroffen. Die* mittelgroße, normalgewichtige, 49 Jahre alte Frau mit längerem blondem Haar reagierte auf die Begrüßung durch den Sachverständigen zunächst indifferent-abweisend, war dann aber zu einem Gespräch mit dem Sachverständigen bereit. Der Sachverständige erläuterte Frau Wirtz den Zweck der Untersuchung. Frau Wirtz erfasste die Erläuterung des Sachverständigen. Sie gab an, dass sie nicht psychisch krank sei und dass sie zu Unrecht »hier eingesperrt worden« sei. ... In den verbalen Ausführungen von Frau Christiane Wirtz fanden sich paranoide Verarbeitungsweisen, pathologische Beziehungen und wahnbedingte Verkennungen, die von Frau Wirtz zu einem systematisierten Verfolgungs- und Beeinträchtigungswahn miteinander verknüpft wurden. Im Sinne eines Abstammungswahns berichtete Frau Wirtz, dass »die Leute, die sich als meine Eltern ausgeben, gar nicht meine Eltern sind!« Die Stimmung von Frau Christiane Wirtz war während der Untersuchung zunächst gereizt, dann weitgehend indifferent. Während der Untersuchung verhielt sich Frau Wirtz hinreichend kooperativ, situationsadäquat und psychomotorisch ruhig. Mitarbeiter der Klinik äußerten ihre Befürchtung, dass Frau Christiane Wirtz »in die Obdachlosigkeit entlassen« werden müsse. In diesem Fall sei eine Suizidgefährdung der Betroffenen gegeben. Eine aus fachärztlicher Sicht notwendige psychopharmakologische Behandlung lasse Frau Wirtz nicht zu. Ihr werde täglich eine Medikation mit einem hochpotenten Neuroleptikum angeboten. Sie stelle in Abrede, dass sie psychisch krank sei. Sie sei nur aufgrund von Intrigen und Missverständnissen »in die Klinik eingesperrt« worden. Der Sachverständige erörterte zum Abschluss der Untersuchung mit Frau Christiane Wirtz nochmals die aus fachärztlicher Sicht erforderliche stationäre Behandlung. Die Betroffene gab an, dass sie nicht psychisch krank sei und dass sie keine antipsychotisch wirkende Medikation benötige. Um gravierende gesundheitliche Schäden in Form einer Chronifizierung der Erkrankung von

*Frau Christiane Wirtz abzuwenden und um die Betroffene vor*
*Gefährdungen zu schützen, die aus ihrem psychotisch motivier-*
*ten, desorganisierten Verhalten erwachsen, sollte der rechtlichen*
*Betreuerin der Betroffenen betreuungsgerichtlich die Geneh-*
*migung erteilt werden, Frau Christiane Wirtz zum Zwecke der*
*Heilbehandlung über den 31.12.2015 hinaus ... in einer geschlos-*
*sen geführten Abteilung einer psychiatrischen Klinik unterzu-*
*bringen.*

Die Zeit, als ich noch keine Medikamente genommen habe,
ist also von einer gereizten Stimmung geprägt, ich meinerseits
fühle mich von keinem richtig verstanden und wahrgenommen, außer von meinem Anwalt, der mich mindestens zweimal besucht, und ein wenig von Dr. P., der allerdings während
meines Klinikaufenthaltes zunächst krank wird und dann kün-
digt. Ich habe im Nachhinein den Eindruck, dass mir manche
meine Ablehnung der Behandlung und des Klinikaufenthaltes dann doch persönlich mehr verübeln, als das vielleicht bei
meinem Zustand angebracht wäre. Schließlich gehört die man-
gelnde Krankheitseinsicht auch zum Krankheitsbild. Und ich
finde es nun einmal nicht schön in dem Isolierzimmer, ich bin,
auch mit Tabletten, jemand, der seine Freiheit und Unabhängigkeit über alles liebt – Eigenschaften mit Vor- und Nachteilen.
In geschlossenen Abteilungen, wo einfach alles nur funktionieren soll, ist das allerdings eher eine hinderliche als eine förder-
liche Eigenschaft. Mit sanfteren, ruhigeren Patienten kommt
zumindest diese Mannschaft vielleicht besser klar.

Dr. P. scheint mir ein wenig anders. Als er nach seiner Krankheit wieder für ein paar Tage da ist – das ist zu der Zeit, in der
ich schon Tabletten genommen habe und heruntergekommen
bin –, gibt er freimütig zu, mit meinem Vertrauen gespielt zu
haben. Ich rechne ihm das hoch an und bin sofort bereit, unseren kleinen Zwist wegen der Zwangsmedikamentierung
zu vergessen. Vor allem beeindruckt mich, dass er an meine

Selbstverantwortung appelliert. Damit kann er bei mir enorm punkten. Auch wenn sich das bald als Falschmeldung erweist, steht zu diesem Zeitpunkt noch im Raum, dass ich jede Menge Schulden haben soll. Er tätschelt meine Schulter und meint aufmunternd: »Sie schaffen das schon. Selbst wenn Sie Schulden haben und auch wenn Sie jetzt bald 50 Jahre alt sind, Sie schaffen das schon.« Das ist ein Phänomen, das mir in meinem Leben und in dieser Geschichte schon öfter begegnet ist: Wer mir etwas zutraut oder sogar zumutet, kann sich meiner Sympathie bald sicher sein. Wer mir mehr Hilfe anbietet als unbedingt notwendig, dessen Unterstützung lehne ich eher ab. Darin unterscheide ich mich nicht von allen, aber doch von einigen anderen Patienten, die diese Klinik und ihren Aufenthalt dort als schützend oder sogar entspannend empfinden.

So verläuft die Zeit nach dem Gutachten weiter ein wenig holprig und unharmonisch. Zwar freunde ich mich mit dem einen oder anderen Pfleger oder Pflegerin an, ich bekomme mein Essen ja immer noch aufs Zimmer gebracht und sie versuchen mich zu einer Medikation zu überreden, aber in diesem Punkt ist mit mir eben nicht zu verhandeln. Ich bekomme vor Weihnachten sogar noch Besuch von einem Richter. Der Arztbrief: *Am 22.12. informieren wir die Patientin, dass morgen Richter X. vom Amtsgericht Köln zur Anhörung kommen wird, um über die beantragte Verlängerung der Unterbringung und auch die Zwangsbehandlung zu entscheiden. War die Patientin bis zu diesem Zeitpunkt eher oberflächlich freundlich, so kippte dann die Stimmung, sie verneinte, von all dem irgendetwas gewusst zu haben. Sie beschimpfte uns, und wir würden schon sehen, was wir davon hätten, schließlich sei sie Amerikanerin. Am 23.12. hat die Anhörung durch Richter X. vom Amtsgericht der Stadt Köln im Beisein des Anwaltes der Patientin stattgefunden. Diese Anhörung hat 90 Minuten gedauert, wobei der Richter der Patientin fast die gesamte Redezeit überlassen hat. Sie hat dabei ihr*

*Wahngebäude entfaltet. Aufgrund eines Formfehlers konnte die Zwangsmedikation erst ab dem 6.1.2016 genehmigt werden. Zu einer freiwilligen Medikamenteneinnahme war sie weiterhin nicht bereit. Frau Wirtz wurde nochmals vorgeschlagen, eine Medikation zu nehmen. Sie lehnte es weiterhin ab. Sie äußerte sich unzufrieden mit der Behandlung, sie werde menschenunwürdig behandelt. Es ließ sich nicht weiter klären, sie war in regelmäßigem Kontakt mit ihrem Anwalt. Sie telefonierte allerdings sehr lautstark und lange am Patiententelefon. Dann anschließend konnte die Zwangsbehandlung ab dem 8.1.2016 beginnen. Initial erhielt die Patientin XY, welches sie dann doch unter dem Druck der gerichtlichen Anordnung bereit war, oral statt intravenös verabreicht, einzunehmen.*

Zwischendurch ist Weihnachten und ich darf aus dem Zimmer auch mal raus. Ich bin nicht mehr ständig eingeschlossen, obwohl noch gewisse Einschränkungen bestehen. Ich habe wieder mehr Anschluss an andere Patienten, etwa an Barbara, die mir einen kleinen, hellblauen Kalender mit einer Eule als Motiv zu Weihnachten schenkt. Susan hat die Klinik verlassen, sie hatte mich immer wieder von ihrem Handy aus telefonieren lassen. Sie ist noch viel weniger gut als ich auf die Klinik zu sprechen, aber auch bei mir bleibt eine gewisse Distanz selbst dann, als ich die Tabletten regelmäßig einnehme und mir meiner echten Situation bewusst werde: *Im weiteren Verlauf der immer besser gelingenden Realitätsprüfung gab es für die Patientin schmerzhafte Phasen, welche sie aber sehr lange und immer wieder aufgrund ihrer Primärpersönlichkeit und aufgrund ihrer Fähigkeiten und Ressourcen narzisstisch abwehrte. Dabei verwickelte sie das gesamte Behandlungsteam auch nach zunehmendem Realitätsbezug immer wieder in logische Diskussionen und wies auf Unstimmigkeiten und kleinere Fehler des Teams bei der täglichen Umsetzung des Stationssettings und des Therapieplans hin. Sie trug dabei oft noch recht fordernd und*

*zeitweise antriebsgesteigert viele Anliegen vor. Sie wurde dabei*
*immer wieder gereizt, wenn ihre Wünsche nicht direkt umge-*
*setzt wurden bzw. sie dort vom Team gebremst wurde, behielt*
*dabei aber stets eine höfliche Form bei.*

Sabine zum Beispiel geht es in diesem Punkt ganz anders als mir. Während ich mich über die Urteile der verschiedenen Fachleute geärgert habe, etwa ich sei »verbrannt« und nicht mehr arbeitsfähig, ich müsse oder solle mich frühverrenten lassen, während ich also in eine gewisse innere Opposition zu diesen Urteilen gegangen bin, hat Sabine sich für die Frühverrentung entschieden.

Mit Sabine rekonstruiere ich den Alltag in der Klinik. Sie hat mich sowohl noch psychotisch erlebt, als dann auch als Zimmergenossin mit Tabletten. Wir sind relativ regelmäßig in Kontakt, wobei nicht jede Bekanntschaft gehalten hat nach dem Aufenthalt. Ich besuche sie in ihrer winzigen 35-Quadratmeter-Wohnung in Köln-Ehrenfeld, die sie ständig umräumt und damit größer zu gestalten versucht. Ihr Dackel Charlie kommt mir entgegen und springt im Treppenhaus an mir hoch. Sabine steht an der Tür, ich mühe mich in einem winzigen Vorraum an ihr vorbei. Wir setzen uns an ein kleines Tischchen und ich stelle mein Aufnahmegerät an.

Wann sie denn in die Klinik gekommen ist, frage ich sie, ob sie das noch weiß?

Am 23. Dezember ...

Das heißt, sie hat die ersten vier Wochen, in denen ich da war, gar nicht mitbekommen. Ich war doch in so einer Isolationszelle, sage ich und frage sie, ob sie davon noch etwas mitgekriegt hat.

Doch, das wisse sie noch.

Da sei ich also noch drin gewesen ...

Ja, da sei ich noch drin gewesen.

Wir seien uns, sage ich, meiner Erinnerung nach an Weihnachten das erste Mal bewusst begegnet. Da sei sie mit einer Freundin oft im Fernsehzimmer gewesen.

Ob ich ihren Besuch meinen würde?

Nein, da war so eine Frau, die Patientin war, mit der sie sich gut verstanden habe.

Eva?

Ja, Eva. Die später eine Friseurin für uns organisiert habe.

Ja, Eva sei das gewesen, genau.

Ich sage zu Sabine: Lass und doch noch einmal überlegen, wie dieses Fest war. Ich weiß noch, ich habe die Tabletten nicht genommen und muss sehr »special« gewesen sein.

Sie fragt, ob sie sagen kann, wie es für sie war?

Ja klar.

Für sie war es eines der schönsten Weihnachtserlebnisse, die sie in den letzten Jahren hatte. Auch wenn an diesem 23. Dezember alles so so hopplahopp gegangen sei, sie musste da aus einer anderen Klinik schnell raus und war darüber sehr vor den Kopf gestoßen. Und dann sei sie halt hier angekommen. Die Weihnachtsbäume hätten wir erst dann geschmückt, erinnert sie sich. Und beim Fest an sich saßen alle an einem schön gedeckten Tisch ...

War nicht auch Herr Kreuz dabei?[15]

Genau, erzählt Sabine, der hat noch eine Weihnachtsgeschichte vorgelesen und dann haben wir zusammen gesungen, jeder hat so ein kleines Präsent-Tütchen bekommen und das Essen, das Catering, ist gut gewesen. Und das Ganze ist sehr ruhig und harmonisch abgelaufen. Sie habe sich sauwohl gefühlt, berichtet sie weiter, alles sei nett und friedlich gewesen. Nach

---

**15**  Geänderter Name eines Pflegers.

dem Essen sei Bescherung gewesen, sie glaube, ihr Ex-Mann habe ihr noch ...

Ein Parfum ...

Genau, ein Parfum geschenkt. Also an das Auspacken dieses Pakets erinnere sie sich auch noch.

Wie sie sich mit Eva angefreundet habe, frage ich sie.

Sie wisse das gar nicht genau, weil sie ja sonst eher mit den Rauchern in Berührung komme. Sie glaube, durch das Essen, am Tisch. Eva habe meistens am Kopfende vorne gesessen und sie ein, zwei Stühle daneben. So, denke sie, sei das gekommen.

Was das für eine Frau gewesen sei?

Die Eva? Hatte die Borderline?

Ah, die hat beim Supermarkt XY gearbeitet, fällt mir ein.

Die hat auch noch bei XY gearbeitet, nickt Sabine.

Ich erinnere mich, die hatte die totale Panik, dass die da wieder anfangen muss, erzähle ich. Das weiß ich noch, weil ich mich zu der Zeit bange gefragt hatte, wie es mit mir und der Arbeit nach der Klinik weitergeht. Sabine weiß mehr:

Ja, und die habe auch in der Zeit, während sie noch da gewesen sei, wieder dort angefangen. Die sei halt auch zu 100 Prozent erwerbsunfähig und habe den Nebenjob beim Supermarkt, genau. Und sie habe die jetzt sogar mal auf der Straße getroffen, da sei sie wieder in die Klinik gekommen, ja.

Hast du noch Kontakt zu Eva?, frage ich.

Sie habe sie zwei, dreimal angeschrieben, antwortet Sabine. Einmal habe sie sich noch mit ihr getroffen, aber das wurde Eva alles zu viel. Die sei ja auch jemand gewesen, den man nicht habe anfassen dürfen, dem Berührungen zu viel seien.

Und wie war das noch einmal, hake ich nach. Die hat doch eine Freundin von sich in die Klinik gelotst, oder? Die kam sie besuchen und hat uns die Haare geschnitten. So war das doch, oder nicht?, frage ich Sabine ein wenig unsicher.

Wie das organisiert gewesen sei, wisse sie nicht. Auf jeden Fall sei diese Freundin irgendwann gekommen und habe mir die Haare gemacht.

Dir denn nicht?, will ich wissen.

Nee.

Die hat mit der Klinik eigentlich nichts zu tun gehabt, werfe ich ein. Komisch, wie wir die rein geschmuggelt haben. Ich denke an die eherne Klinikregel, nach der eigentlich keiner rein darf.

Das sei halt eine Freundin von der Eva gewesen, meint Sabine.

Die habe Eva wahrscheinlich einfach besucht und habe das dann nebenher gemacht.

So müsse das gekommen sein, bestätigt Sabine, ja.

Ich bitte sie: Erzähle doch einfach mal, wie es für dich war. Du bist also am 23. angekommen und fandest es gleich angenehm und schön ...

Ja.

Was ihr denn sonst so in Erinnerung geblieben sei? Vom täglichen Ablauf her zum Beispiel. Was sei da anders gewesen als in der anderen Klinik?

Zum Beispiel diese gemeinsame Küche, wo auch gemeinsam am Tisch gegessen wurde. In der anderen Klinik sei das eher wie so eine Theke gewesen, eine Durchreiche, und es sei ungemütlicher gewesen. Neu seien dann auch diese kleinen Aufgaben gewesen, die wir zu erledigen hatten, Küchendienst, Tisch saubermachen, Blumen gießen, was sei das noch gewesen? Sie müsse mal überlegen ...

Einkaufen gehen, werfe ich ein. Das ist eine Beschäftigung für die Fortgeschrittenen, die auch schon mal aus der Klinik raus dürfen.

Also, das hätte es in der anderen Klinik auch nicht gegeben. Dann habe ihr natürlich die Kunsttherapie sehr gutgetan, die fand sie toll.

Ob sie sich noch daran erinnere, wie ein Tag so ausgesehen habe? Ich würde glauben, um 8 Uhr sei Frühstück gewesen, versuche ich den ersten Pflichttermin auszumachen.

Sie sei schon meistens früher unterwegs gewesen und habe Brötchen geholt.

Das sei der legendäre Brötchendienst gewesen, werfe ich ein und muss lachen. Noch ein Dienst.

Ja, sie sei damals, sie wisse gar nicht, wie sie das geschafft habe, um sieben Uhr aufgestanden und habe Brötchen geholt. Dann sei gemeinsam gefrühstückt worden.

Das sei aber, würde ich denken, so um 8 Uhr gewesen, ergänze ich, und Sabine macht wieder weiter:

Dann um 9 Uhr war Treffen, also entweder Visite im Besprechungsraum oder normales Treffen. Also: wie geht's einem?

Da hätten wir so eine Runde gehabt.

Genau.

Im Anschluss an die Runde sei dann die Visite gewesen, grübelt Sabine nach. Mir fällt auch wieder etwas ein: Oder der Arzt sei direkt in die Zimmer gegangen.

Und in der Runde habe man dann Anträge stellen können. Aber sie wisse nicht, ob an jedem Tag.

Ich glaube nur an bestimmten Tagen, sage ich. Montags, Mittwochs und Freitags oder so ...

Anträge auf Ausgang, die hätten dann gestellt werden können, sagt Sabine.

Das war so ein Stufensystem, erinnere ich mich.

Genau. Und in der anderen Klinik, da hätte sie ja schon fünf Stunden Ausgang gehabt. Der sei ihr hier zwar wieder gestrichen worden, aber sie hätte relativ schnell wieder ihre zwei Stunden Ausgang gehabt. Ja, dann habe es Mittagessen gegeben, um zwölf, glaube sie, dann war nachmittags diese Sportge-schichte.

Wann war das? Da gab es irgendwie so eine Schlafzeit, ich glaube, bis zwei oder so, ergänze ich wieder.

Ja, Sport sei nachmittags gewesen.

Und Kunsttherapie sei manchmal vormittags, manchmal nachmittags gewesen.

Sabine: Dann kam noch diese Sozialdienst-Geschichte.

Ach so, ja ...

Da sei es, glaubt Sabine, darum gegangen, wie man sich so-zial auf die Entlassung vorbereite.

Genau, welche Probleme es geben würde, was man bewäl-tigen müsse. Und dann habe es um 18 Uhr Abendessen gege-ben ... und dann sei der Abend lang gewesen.

Es hätte Leute gegeben, die Fernsehverbot hatten ...

Ja, du, lacht Sabine, ich glaube, das warst nur du.

Wir hätten ja eine Zeit lang zusammen in einem Zimmer gewohnt, etwa drei Wochen lang, erinnere ich sie und füge an, dass wir uns ja nicht von Anfang an verstanden hätten. Das habe aber auch daran gelegen, dass ich in der ersten Zeit noch keine Tabletten genommen hätte, als sie gekommen sei.

Nee.

Ob sie sich noch erinnere, was sie gedacht habe. Die spinnt oder so was?

Ja, bevor ich die Tabletten genommen hätte. Da hätte sie ge-dacht: Oh weia.

Wie sei ich denn da so gewesen? Was hätte ich denn da von mir gegeben?

Also, da sei ja das öffentliche Telefon im Flur gewesen. Und da hätte ich mal irgendwen angerufen, wahrscheinlich meinen Rechtsanwalt, und hätte gesagt, dass ich eingesperrt sei, ich hätte mich sehr echauffiert. Und irgendwas von Kennedy ge-sagt oder so. Ob ich mich daran erinnern könne?

Ja.

Dass ich halt eingesperrt sei und die Botschaft anrufen würde. Also ganz zusammenhanglos. Aber sehr vehement. Daran könne sie sich erinnern. Da hätten wir aber noch nichts miteinander zu tun gehabt. Sie glaubt, ich sei erst zu ihr ins Zimmer gekommen, nachdem ich die Tabletten genommen hätte. Und dann wäre ich ganz normal gewesen. Wobei ich zu der Zeit schon sehr mit mir beschäftigt gewesen sei. Ich hätte viel in mein Tagebuch geschrieben, glaubt sie sich zu erinnern. Sei abends früh ins Bett, um entweder zu lesen oder eben Tagebuch zu schreiben. Und dann hätte ich mich auch sehr viel mit Körperpflege beschäftigt. Das sei so mein Ding gewesen.

Wie lange sie eigentlich da geblieben sei in der Klinik, frage ich Sabine. Ob sie das noch wisse?

Sabine überlegt: Bis zum 26. Januar.

Ich glaube, du warst bis zum Schluss in dem Zimmer, wo wir zusammen waren, fällt mir wieder ein.

Ja.

So zwei, drei Wochen waren das in etwa, schätze ich.

Und sie sei ja dann mit Wohnungssuche beschäftigt gewesen.

Und sie hätte ja tatsächlich das Zimmer hier in Ehrenfeld gefunden ...

Da seien die ihr in der Klinik von wegen Freigang schon sehr entgegengekommen. Sie habe eigentlich immer, wenn sie einen Besichtigungstermin hatte, auch wirklich hingehen können. Da seien die schon großzügig gewesen.

Für sie war es eine relativ positive Erfahrung, oder?

Ja, sie habe sich auch in der anderen Klinik nicht unwohl gefühlt, aber die sei größer gewesen, der ganze Apparat bürokratischer, und diese Klinik sorge sozial schon noch mehr für einen. Wenn man die Hilfe annehme. Es werde mehr auf den Einzelnen eingegangen. Es sei für sie Glück im Unglück gewesen, und schon in Ordnung.

Für sie ist es auch die fünfte Psychose gewesen, richtig?, versuche ich mich zu entsinnen.

Sie müsse nachzählen, aber um den Dreh ... Es sei auf jeden Fall der fünfte Klinikaufenthalt gewesen.

Ob sie erzählen mag, wie sich ihr Leben jetzt verändert hat?

Nach der letzten Psychose habe sie auf jeden Fall nicht mehr die Kraft gehabt, am normalen Arbeitsleben teilzunehmen. Außerdem komme ja bei ihr noch hinzu, dass die Klinik festgestellt habe, dass sie auch Alkoholikerin sei. Das sei neu gewesen, in der anderen Klinik sei das jedenfalls nie thematisiert worden. Damit müsse sie auch erst einmal zurechtkommen. Diese Klinik habe auch dafür gesorgt, dass sie die Langzeittherapie in der XY-Klinik gemacht habe.

Sie sei vorher auch verheiratet gewesen ...

Ja, bis im November sei sie verheiratet gewesen und habe auch mit ihrem Mann zusammengelebt. Durch die Psychose sei die Ehe gescheitert, ihr Ex-Mann habe nicht damit umgehen können und den Kontakt zu ihr abgebrochen. Er habe sie vor die Tür gesetzt, deshalb habe sie sich ja eine Wohnung suchen müssen. Er habe sie aus der gemeinsamen Wohnung quasi rausgeschmissen, und sie habe nicht die Kraft und den Willen gehabt, sich da wieder rein zu klagen. Die Arbeit habe sie ja auch verloren. Eigentlich hätte die letzte Psychose einen Scherbenhaufen hinterlassen. Bei den Psychosen vorher hätte sie sich immer wieder ins Arbeitsleben zurückgekämpft und gedacht, es sei ja nicht so schlimm. Sie habe auch die Medikamente nicht durchgehend genommen, weil sie zwischendurch immer gedacht habe, es gehe auch so. Die Frühwarnzeichen habe sie einfach ignoriert beziehungsweise es sei dann immer schon zu spät gewesen. Das habe sich verändert. Sie nehme ihre Medikamente jetzt regelmäßig und denke auch nicht mehr daran, sie abzusetzen. Da sei die Angst viel zu groß, dass der Schuss wieder nach hinten losgehe.

Ich frage Sabine, ob sie denn in ihrem neuen Leben schon richtig angekommen ist oder ob sie immer noch auf der Suche nach ihrem Platz ist und wie alles laufen soll?

Sie fühle sich immer noch nicht richtig angekommen, aber das habe auch mit der Wohnsituation zu tun. Dieses Zimmer hier sei zwar nett, aber das Leben auf sehr beengtem Raum – sie wisse nicht, ob man sich irgendwann daran gewöhne, immerhin sei sie jetzt fast zwei Jahre hier. Und sie habe immer noch eine innere Unruhe, sei immer noch nicht hundertprozentig angekommen.

Ob sie Frieden mit der Situation geschlossen habe?

Sabine nimmt Charlie auf ihren Schoss, der an den Schäften meiner Stiefel genagt und gekaut hat. Sie hat ihn jetzt etwas über ein Jahr, wenn ich mich richtig entsinne. Sie streichelt ihren kleinen Gefährten und versucht eine Antwort:

Frieden geschlossen? Sie habe es akzeptiert, dass es so sei. Habe aber auch immer noch die Angst, dass es wieder passieren könne. Und sie möchte nicht wieder in der Klinik landen, weil sie jetzt auch den Hund habe, für den sie verantwortlich sei. Und sie habe halt Angst, dass sie dann womöglich noch geschädigter wieder herauskäme. Im Moment sei es so, dass sie sich um sich selber kümmern könne. Sie wolle auf keinen Fall wegen einer Psychose so enden, dass sie von anderen abhängig werde, sei es jetzt betreutes Wohnen oder etwas Ähnliches, das möchte sie vermeiden.

In dem Buch, erkläre ich ihr, wolle ich auch auf Vorurteile und Stigmatisierungen eingehen. Deshalb frage ich sie, ob sich ihr Freundes- und Bekanntenkreis verändert hat.

Also, ihre alten Freunde, erzählt sie, die seien geblieben. Die sie schon über Jahre und Jahrzehnte kenne, die hätten sie auch durch mehrere Psychosen begleitet. Ihr Mann zum Beispiel nicht, aber den habe sie auch nicht so wahnsinnig lange gekannt. Ansonsten gebe es neue Freundschaften und Bekanntschaften durch die Klinikaufenthalte. Also mit Menschen, die so etwas schon bewusst miterlebt oder ähnliche Probleme hätten. Und die deshalb logischerweise auch Verständnis für Situationen wie ihre mitbrächten. Ihr Freund, den sie später hatte, sei ihr nicht erhalten geblieben, wahrscheinlich habe die Beziehung sie zu sehr angestrengt. Und er habe weder auf die Alkoholgeschichte Rücksicht genommen noch auf ihre psychische Situation. Für Außenstehende sei es auch schwer zu beurteilen, was normal ist und was schon krankhaft. Wobei sie noch weiter eingeschränkt sei, zum Beispiel fühle sie sich in Räumen mit vielen Leuten sehr unwohl, das meide sie weitestgehend. Sie sei also jetzt noch einzelgängerischer als früher. Und das versuche sie so ein bisschen aufzulösen, in dem sie sich jetzt beispielsweise bei der Volkshochschule angemeldet habe, für diese Gruppenmaltherapie, wodurch sie auch wieder mit anderen, fremden Menschen in Berührung komme. Sie suche jetzt schon Kontakt. Aber es falle ihr schwer, ja.

Charlie bellt, Sabine bringt ihm ein Leckerli. Unser kleines Interview ist vorbei, ich verabschiede mich, wir sagen uns »Tschüs« bis zum nächsten Wiedersehen. Ich nehme mein Aufnahmegerät und werte zu Hause aus, was Sabine gesagt hat. In gewisser Hinsicht hat sie sich gefügt, ich habe mich in gewisser Hinsicht aufgelehnt. Beide sind wir noch nicht ganz im Reinen mit unserer Situation, trotzdem möchte sie auf ihren Rentenstatus auf gar keinen Fall verzichten und ich nicht auf meine Arbeit. Was ist richtiger? Richtig ist, was passt.

Und ich denke weiter zurück an die Zeit, als ich in dem Zimmer war, das ich für drei Wochen mit Sabine geteilt habe. Während sie Ende Januar entlassen wurde, musste ich nämlich noch weitere zwei Monate bleiben, für mich eine sehr seltsame Zeit. Geschockt und beschämt von dem, was mir damals klar geworden ist über mich selbst und die Jahre, die ich im Wahnsinn verbracht habe, werde ich zuerst nicht nur mit dem mir schon bekannten atypischen Neuroleptikum »Abilify« behandelt, sondern auch noch mit Beruhigungsmitteln, die meinen Absturz in die Realität abmildern sollen. Ich bin aktionistisch, will alles gleich in Ordnung bringen, wieder gut machen. Ich finde keine Ruhe und erlebe die Klinik nicht als Platz, an dem ich abschalten kann. Ich suche nach einem Job, ich suche nach einer Wohnung, ich suche nach Menschen, die mit mir reden. Ich suche überhaupt nach etwas, auf das ich mich stützen kann, nach Kontinuitäten, Wurzeln. Irgendwann rufe ich meinen Bruder an, irgendwann Reinhard, einen Freund aus Mainz, irgendwann sogar meine Eltern.

Ich freue mich über alles, was nicht ablehnend ausgeht, und füge Scherbe für Scherbe zu einem winzigen Fundament. Ich bekomme Ausgang und fange wieder an, mich draußen in der Natur zu bewegen, wenigstens eine halbe Stunde zu joggen. Ich bekomme noch mehr Ausgang und verbringe Wochenenden in meiner schönen Wohnung – aber nur, um von ihr Abschied zu nehmen, denn im Frühjahr soll sie an den neuen Eigentümer übergeben werden, den Nachbarn unter mir. Ich laufe fast regelmäßig zu der Kanzlei, deren Betreuerin ich bei einem ihrer Besuche in der Klinik als gar nicht so furchtbar kennengelernt habe. Ich vereinbare Besichtigungstermine für Wohnungen, die aber alle denselben Ausgang haben: eine schlechte Schufa-Auskunft und damit eine Ablehnung als Mieterin. Ausgerechnet über die von mir anfangs so abgelehnte Betreuerin bekomme ich im April schließlich doch eine Wohnung. Dass sie kleiner ist und einen ganz anderen Standard hat als mein bisheriges Zuhause, muss ich nicht betonen.

Über meine Verluste kann ich zu dieser Zeit nicht richtig trauern. Denn ich lebe zunächst nur in Funktion. Zwar ist die Hoffnung in meinem Herzen nicht ganz ausgepustet, doch ich spüre: Es wird noch lange dauern, bis ich mir erlauben kann, richtig über all das zu weinen, was passiert ist, und meinen Schmerz zuzulassen. Vorerst heißt für mich die Devise: Zähne zusammenbeißen, aus der Klinik rauskommen, die allersimpelsten Probleme angehen. Dann vielleicht. Mein Zustand erinnert mich an das, was viele über die Zeit nach dem Zweiten Weltkrieg erzählt haben. Da ist eine Unfähigkeit zu trauern. Ein Wunsch nach betäubtem Arbeiten und Beschäftigtsein. Eine Sehnsucht, etwas zu schaffen, wieder teilzunehmen. Zweimal oder dreimal überkommt mich in der Klinik ein Heulanfall. Einmal werde ich beobachtet. Sofort nehme ich wieder Haltung an. Das geschieht automatisch. Es ist nichts, was ich mir bewusst befehlen müsste.

Und so gewöhne ich mich doch irgendwie ein – ich gewöhne mich an die Klinik und ihre eigenen Regeln, und auch wenn ich mich nicht in jedes Urteil ihres Personals füge, akzeptiere ich doch, insgesamt vier Monate in der geschlossenen Abteilung verbringen zu müssen. Ich lasse mich sogar überreden, einen Termin mit dem Rentenversicherungsträger auszumachen, doch ich bin nicht überzeugt. Ich kann mir einfach nicht vorstellen, mit 50 den ganzen Tag zu Hause in der Bude zu sitzen und langsam auf meinen Tod zu warten.

So muss das natürlich überhaupt nicht sein, es gibt bestimmt viele, die ihre Frühverrentung für sich sinnvoll einrichten können und damit glücklich sind – Sabine hält es für sich ja für die richtige Entscheidung. Aber zu mir passt es einfach nicht. Ich finde, ich habe noch zu viel Energie und noch zu wenig aus meinem Leben gemacht. An einigen meiner freien Wochenenden gegen Ende der Klinikzeit übernachte ich mit Susan in meiner alten, schönen Wohnung. Sie ist als komplett arbeitsunfähig eingestuft worden und kommt darüber nicht hinweg. Sie macht mir Mut, bei meinen eigenen Wünschen zu bleiben. Ich überlege hin und her, suche auch nach Jobs, die ich vor einiger Zeit gar nicht genau betrachtet hätte. In einem Ordner in meinem Klinikzimmer hebe ich meine schriftlichen Unterlagen auf, während der Ausgangszeiten schicke ich meine Bewerbungen los, von einem Internet-Café in der Nähe. Ansonsten versuche ich mich mit so vielen Küchen- und Einkaufsdiensten wie möglich zu beschäftigen. Ich freue mich über jedes neue »Normal«.

Damit meine ich zum Beispiel auch, durch die Südstadt zu spazieren und schon einmal damit anzufangen, mich bei denen zu entschuldigen, die ich noch vor kurzer Zeit in Atem gehalten habe: Fabian und Katrin, die Copyshop-Besitzer, Frau F. Mit jedem neuen »Normal« meine ich aber auch, Begegnungen einfacher Art zu genießen, also in einem Kiosk ein freundliches »Guten Morgen« zu ernten, im Internet-Shop einfach als Bekannte begrüßt zu werden und nicht als irre Bekannte, oder beim »Brötchendienst« besonders schnell meine Aufgabe zu erledigen und dafür ein Lob zu kassieren.

An einem dieser Tage überlege ich, ob ich jetzt nicht einfach so etwas machen soll und dabei alles vergessen, was war: Die Bäckerei, in der ich einkaufe, sucht eine Verkäuferin. Das wäre keine besonders intellektuelle Tätigkeit, doch schön anstrengend und in jedem Fall besser als Frühverrentung. Ich erkundige mich nach den Bewerbungsformalitäten, ich schicke aber keine ab.

Und dann kommt der Tag: Ich werde entlassen. Plastiktütenweise habe ich mein Hab und Gut aus der Klinik schon in die Wohnung gebracht. Doch auch hier werde ich nur noch kurze Zeit bleiben: Der Umzug ist schon für wenige Tage später geplant, und dann beginne ich meinen neuen Job. Harakiri-Entlassung in die Realität. So sieht das die Klinik, und rückwirkend kann ich das auch verstehen. Für mich ist dieser Kraftakt allerdings die richtige Entscheidung. Einige Menschen hier habe ich fast liebgewonnen. Doch mit der Institution kann ich nicht wirklich warm werden. Ich befürchte, das wird sich auch nicht mehr ändern. Mit Gnade, was mein weiteres Schicksal betrifft, und Einsicht von meiner Seite aus wird sich das hoffentlich ja auch nicht mehr ändern müssen.

Kapitel 19

# Doch nicht das Ende: Bilanz

Das ist sie also, in groben Zügen, meine Geschichte. Ich habe versucht, sie knapp zu erzählen, weil ich ja so viele Menschen wie möglich erreichen möchte – auch die, die keine Zeit haben und für die eine solche Geschichte in ihrer ganzen Heftigkeit eine Herausforderung darstellt. Der Weg, den ich mit dieser Geschichte in den vergangenen Wochen gegangen bin, als ich sie niedergeschrieben habe, hat seine eigene Ernte mit sich gebracht. Ich wusste es instinktiv und aus Erfahrung mit anderen Texten schon vorher: Dieser Prozess wird dich verändern. Über diese Ernte und diesen Prozess möchte ich jetzt auch kurz Rechenschaft ablegen, sprich festhalten, was ich anders sehe als zu Beginn des Schreibens, was geblieben ist beziehungsweise sich bestätigt hat. Für mich zumindest.

Ich habe meine eigene Perspektive darlegen können, aber auch die von anderen kennengelernt. Ich habe Hintergründe erfahren, die ich nicht direkt ausgeblendet hatte, die ich mir aus Selbstschutz aber auch nicht wirklich hatte bewusst machen wollen – etwa, welchen Ärger ich Frau F. durch meine merkwürdigen Beschwerden eingehandelt habe, was dann Rückschlüsse erlaubt auf den Ärger der anderen Menschen, die ich mit meinem Wahnsinn behelligt habe.

Ich habe nun aber auch die eben erwähnte Untersuchung der Universität Greifswald[16] vorliegen. Ich möchte sie hier kurz noch vorstellen. Denn, um es vorweg zu nehmen, ich bin davon überzeugt, dass eine breitere Diskussion über psychische Erkrankungen notwendig und richtig ist – genauso sehr oder noch mehr als zu Beginn meiner Reise mit diesem Buch. Diese Zahlen dürften viele schockieren und sie machen mir Angst. Doch langsam. Was war der Anlass der Studie?

Wie die Autoren ausführen, hat sich Psychiatrie in den 1990er- und 2000er-Jahren in vielerlei Hinsicht verändert. Zum einen haben Fortschritte in den Neurowissenschaften und der Genetik ein besseres Verständnis der biologischen Aspekte von psychischen Erkrankungen ermöglicht. Zum anderen ist in diesem Zeitraum eine neue Generation von Medikamenten auf den Markt gekommen, die sogenannten atypischen Neuroleptika, die im Vergleich zu der Vorgängergeneration weniger Nebenwirkungen aufweisen beziehungsweise zumindest diesen Anspruch haben. Schließlich sind Konzepte von gemeindenaher Psychiatrie, die auf eine verstärkte Integration psychisch Kranker abzielen, umgesetzt worden. Die Zahl der Betten in großen psychiatrischen Krankenhäusern ist verringert, psychiatrische Abteilungen in Allgemeinkrankenhäusern sind zunehmend eröffnet worden. Außerdem gibt es mehr Plätze in sogenannten Tageskliniken. Die Ausgangsthese der Studie war, dass aufgrund dieser Entwicklungen Stigmata und Vorurteile abgebaut worden sind, dass die Öffentlichkeit sowohl Betroffene als auch Helfer weniger zurück- oder abweist als noch vor Jahren. Als Vergleichsgröße sollte eine Untersuchung aus dem Jahr 1990 dienen.

---

16 Angermeyer, M., Matschinger, H., Schomerus, G. (2013) Attitudes towards psychiatric treatment and people with mental illness: changes over two decades. British Journal of Psychiatry 203, 146–151.

Es ging vor allem um folgende Fragen: Ist die deutsche Öffentlichkeit heute eher bereit, biogenetische Konzepte anzuerkennen als früher, sind psychiatrische Behandlungsmethoden besser anerkannt, und haben sich die Einstellungen in der Öffentlichkeit gegenüber Menschen mit psychischen Erkrankungen zum Positiven hin verändert?

Die Autoren, die die Studie aus dem Jahr 1990 mit einer aus dem Jahr 2011 vergleichen, kommen zu folgenden Schlüssen, wobei ich mich vor allem auf Antworten auf die dritte der drei eben genannten Fragen konzentriere: Die deutsche Öffentlichkeit ist hinsichtlich Schizophrenie eher bereit, biogenetische Konzepte als Erklärung für die Krankheit zu akzeptieren. Während 1990 53 Prozent von einer Hirnkrankheit ausgingen, waren es 2011 62 Prozent; auch der Einfluss genetischer Faktoren wurde 2011 stärker berücksichtigt als 1990: nämlich von 43 Prozent im Vergleich zu 40 Prozent.

Was die psychiatrischen Behandlungsmethoden angeht, ist ein starker Anstieg der Akzeptanz von Medikamenten beziehungsweise auch von Psychotherapie zu beobachten: 53 Prozent würden Medikamente empfehlen im Vergleich zu 30 Prozent vor über zwanzig Jahren; 82 Prozent Psychotherapie im Vergleich zu 66 Prozent 1990.

Doch hinsichtlich Stigmatisierungen sind die Zahlen erschreckend, finde ich. Über die Hälfte der Befragten würde es ablehnen, einen Menschen mit Schizophrenie einem Freund vorzustellen (53 Prozent), ihn für einen Job zu empfehlen (63 Prozent), ihn als Mieter zu akzeptieren (58 Prozent) oder in der Familie (60 Prozent), 79 Prozent lehnen es ab, ihm die Betreuung seiner Kinder anzuvertrauen. 49 Prozent der Befragten sagen, dass sie sich in Gegenwart eines an Schizophrenie erkrankten Menschen unwohl fühlen würden, 37 Prozent würden mit Angst reagieren. Das sind grausame und brutale Zahlen, meine ich.

Wenn ich sie auf mich wirken lasse und der Himmel grau ist wie heute, an einem trüben Januartag, wenn ich dazu müde und leicht depressiv bin, dann denke ich, wie jetzt gerade in einem Anflug von Resignation: Ich lasse das mit dem Buch. Ich rufe beim Verlag an und sage, dass ich es mir anders überlegt habe. Es ist ein Fass ohne Boden, ein wirklich verrücktes Unterfangen.

Dann wird meine Angst wieder riesengroß und ich spüre die vielen Ablehnungen, die ich in meinem Leben jetzt schon erlebt habe und die sich in meine Seele einfressen wollen, um mich in einen traurigen, frustrierten Menschen zu verwandeln. So ein ganz klein wenig ist das schon passiert, aber nicht umfassend! In mir protestiert etwas. Diese letztlich stärkere Gegenstimme verweist auf all diejenigen, die bereit waren, an diesem Buch mitzuwirken. Es waren nicht alle, die ich angefragt habe, und insgesamt wohl weniger Menschen, als mir normalerweise als Journalistin zusagen würden, aber immerhin. Etwa die Hälfte hat mitgemacht. Vielleicht eine gute Ausbeute.

So sieht der Alltag meines Versuches aus, ein seltsames Schicksal anzunehmen. Natürlich werde ich dieses Buch zu Ende bringen. Natürlich werde ich den Verlag nicht anrufen, jedenfalls nicht, um zu kneifen. Natürlich werde ich weiter daran arbeiten und arbeiten wollen, andere zu überzeugen, ihre Position zu überdenken und sich nicht länger so abwehrend zu verhalten.

Mal sehen, wie weit ich komme.

Und hier bin ich an einem Punkt angelangt, den ich zu Beginn des Buches im ersten Kapitel schon erwähnt habe. Er kann gar nicht stark genug betont werden, wie ich finde. Jeder, der sich nicht ablehnend verhält (oder vielleicht sogar zugeneigt), ist in dem Wust von Problemen, mit denen sich ein psychisch Kranker konfrontiert sieht, ein Rettungsanker für ein Schiff, das sich wahrlich auf stürmischer See befindet. Je mehr Rettungsanker, umso stabiler. Je stabiler, desto weniger ist Rettung nötig, desto »normaler« die Beziehung. Wer also Angst vor Schizophrenen hat, macht die Situation für den Erkrankten natürlich schlimmer. Aber er dient sich auch nicht selbst und nicht der Allgemeinheit.

Deshalb darf ich erst recht nicht die Angst regieren lassen. Wenn ich mir etwas von anderen wünsche, muss ich auch selbst Maß an mich legen lassen. Und ich muss mich selbst immer wieder überprüfen, ob ich mich beeindrucken lasse von Momentaufnahmen oder Reaktionen vorwegnehme, die möglicherweise gar nicht kommen. Allerdings darf ich erst einmal nicht zu viel erwarten. Und wenn ich einen Schlag abkriege, muss ich tapfer sein.

Mal sehen, wie weit ich komme.

So viel erst einmal zur Notwendigkeit einer Diskussion, zu der auch mehr Betroffene beitragen sollten, wie ich finde. Die Tatsache, dass Kranke während einer Psychose kleineres oder größeres Unheil anrichten können, darf sie nicht zur Sprachlosigkeit verdammen oder zu so großer Scham verführen, dass überhaupt kein Austausch der Sichtweisen mehr stattfindet. Mit »Verdammen« meine ich, dass ihnen das Argument entgegengebracht wird, sie sollten sich am besten schweigend in die Ecke verziehen, weil ihnen ja sowieso jedes moralische Recht auf Wünsche oder Forderungen abhanden gekommen sei, und zwar nur dadurch, dass sie diese Krankheit haben. Mit »Verführen« meine ich, dass auch manche Betroffene vorschnell Schlussstriche ziehen: kein Nerv mehr, mit »denen da« zu diskutieren, Haltungen wie »die verstehen eh nix«, »die sind sowieso alle anders und überheblich und nicht an wirklichem Dialog interessiert«. So werden Betroffene ausgesondert, so sondern sie sich selbst aus. So entstehen Verhärtungen, und so rückt eine Annäherung an eine Lösung des Problems in weite Ferne.

Verhärtungen können auch zwischen Patienten und ihren Helfern und Behandlern entstehen und auch bei den Helfern selbst. In meinem Fall gab – und teilweise gibt es noch – Empfindlichkeiten, weil ich, so glaube ich, eine wirklich anspruchsvolle Patientin bin und nicht jeder eine solch »fordernde« Haltung goutiert, wie es die Ärztin in dem Entlassungsbrief geschrieben hat. Viel hat zwar mit »Nase« zu tun, darunter verstehe ich, der eine mag so etwas eben und fühlt sich positiv herausgefordert, der andere ist genervt und hätte lieber jemanden, der pflegeleichter ist. Das meine ich nicht. Jedenfalls nicht hauptsächlich.

Ich meine mit Verhärtungen, dass ich viele Ärzte und Psychiater kennengelernt habe, die – genau wie ihre Patienten – aufgegeben haben. Ich meine, dass ein frischer Wind in die psychiatrischen Abteilungen gehört und die niedergelassenen Ärzte erreichen sollte. Dass sie eine bessere Ausbildung erhalten (wie es Dr. Schmidt und andere Therapeuten, die ich kenne, fordern) und auch dadurch eine positivere Grundhaltung einnehmen können. Dass etwa das Ausschleichen von Tabletten bei Patienten, auch wenn es häufig scheitert, nicht generell ausgeschlossen wird. Dass viel häufiger versucht wird, die Medikamentendosis auf ein Minimum zu reduzieren.[17] Dass sich die verschiedenen Forschungs- und Therapieansätze nicht so unversöhnlich gegenüberstehen. Dass sich die Experten und die Betroffenen besser vernetzen. Dass die Patienten nicht einfach abgefertigt werden, sondern dass versucht wird, mit ihnen Perspektiven zu erarbeiten.

[17] So sieht das etwa auch der Berliner Psychiater Jann Schlimme, mit dem ich aus Anlass des WDR-Hörfunk-Features »Zudröhnen oder ausschleichen? Die neuen Pfade der Psychiatrie« in Kontakt gekommen bin. Interessanterweise trägt sein neues Buch einen Titel mit Heilungsaspekt: »Die abklingende Psychose. Verständigung finden, Genesung begleiten.«

Meiner Erfahrung nach waren es vor allem die Menschen, die zu mir gehalten haben, und die Perspektiven, die ich nicht aus den Augen verliere, die mir aus der schlimmsten Krisenzeit herausgeholfen haben und mich weiter antreiben.

Und hier muss ich noch einmal einem Urteil widersprechen, zumindest in Teilen: Ich persönlich halte einen leicht erhöhten Antrieb (siehe Arztbrief), der mir möglicherweise auch heute noch nachgesagt wird, für eine viel bessere Strategie als das Sich-Im-Schneckenhaus-Verkriechen. Zumindest sollte ich so sein dürfen, wenn es nun einmal zu mir und meiner Persönlichkeit passt und ich es als stimmig empfinde. Da sind manche Ärzte, glaube ich, eher ängstlich. Ich würde sogar fast behaupten, dass das Zurückgewinnen von Selbstbewusstsein misstrauisch beäugt wird, anstatt positiv konnotiert zu werden – bei allem Verständnis für die Befürchtung, dahinter könnten sich wieder erste manische Symptome verstecken: Die Depression und das Sich-Zurückziehen aus der Gesellschaft sind meiner Auffassung nach keine Alternative.

Das sage ich jetzt, obwohl natürlich nur mit einem Blick auf die Nöte der Therapeuten ein gutes und faires Bild gezeichnet werden kann. Hier habe ich im Verlauf des Schreibprozesses und auch in den hier aufgezeichneten und in anderen Gesprächen mit Psychiatern und Psychotherapeuten einiges dazugelernt, glaube und hoffe ich. Vorher habe ich ihre Schwächen und kleinen Fehler eher persönlich genommen; nicht bei allen, aber doch bei manchen. Dazu muss ich ein wenig entschuldigend sagen, dass ein psychisch Kranker in einer akuten Phase natürlich sowieso psychisch schwach oder labil ist und eben nicht im breiten Sattel des Lebens sitzt und sich dann sagen kann: Da ist der Herr Therapeut oder die Frau Therapeutin aber offenbar gerade mit den Nerven am Ende, diese spitze Bemerkung, dieser Unterton hat mit mir nichts zu tun und ich muss es auch nicht so krumm nehmen, sondern Verständnis für ihre

Situation empfinden. Das ist, je nach Zeitpunkt, zu viel verlangt. Vielleicht ist es auch von den Therapeuten zu viel verlangt. Was ich jetzt über Ausbildung und die Situation in den Kliniken erfahren habe, zeigt jedenfalls: Da ist Luft nach oben. Auf alle Fälle bin ich natürlich vor allem eines: froh, dass ich in die Klinik gekommen bin, und froh, dass ich Medikamente nehmen musste. In der Ausgestaltung gibt es sicherlich verschiedene Wege, die eingeschlagen werden können, darüber lässt sich garantiert diskutieren. Dass Zwangsbehandlungen auch für die Zwangsbehandler wohl in den allermeisten Fällen eine furchtbare Sache sind, daran besteht kein Zweifel. Dass eine Begegnung auf »Augenhöhe«, wie von Dr. Schmidt angestrebt, nicht unbedingt jedes Therapeuten Sache ist, ist aber garantiert auch nicht von der Hand zu weisen.

Wenn ich an die Patienten denke, die es viel schlimmer erwischt hat als mich, die zum Beispiel nicht die Chance haben zu reflektieren, alles noch einmal zu durchdenken und zu verarbeiten und dann auch gehört zu werden, zumindest als Plan, dann verstehe ich, dass da ein Fehler eines Behandelnden gravierende Folgen haben kann. Ich denke nicht nur an Susan, die es bis heute nicht überwunden hat, dass die Klinik sie abgewiesen und damit auf die Straße gesetzt hat. Bei psychisch Kranken ist das Leben eben angreifbarer. Seltsamerweise sind sie aber besonders häufig irgendwelchen Angriffen des Lebens ausgesetzt.

Hoffentlich habe ich in dem, was ich darzulegen versucht habe, einen guten Ton zwischen eigener Position und Respekt und Anerkennung für die Arbeit von Ärzten und Therapeuten gefunden, ohne diejenigen ganz zu vergessen, die überhaupt keiner mehr fragt und die auch nichts mehr sagen wollen, für die ich natürlich auch nur am Rande mitsprechen kann. Hoffentlich habe ich auch eine zweite Gratwanderung geschafft: die, durchaus selbstbewusst Wünsche zu formulieren, ohne in eine Opferposition hineinzugeraten, ohne andere anzuklagen und sie damit im schlimmsten Fall fortzutreiben von dem, worum es mir in allererster Linie geht: die Stigmatisierungen bei psychischen Erkrankungen als solche zu entlarven und sie abzubauen helfen.

Das führt mich zu einem sensiblen Thema, nämlich der Frage, was ich und was andere in meinem Fall hätten anders machen können. Ich beginne mit mir: Ich hätte auf gar keinen Fall – Frust mit Psychiatern hin oder her – die Tabletten ausschleichen dürfen ohne Begleitung. Ich hätte weitersuchen müssen, obwohl mir die Krankheit schon sehr viel Geduld abgenötigt hat, ich hätte in diesem Punkt einfach noch mehr Geduld aufbringen müssen. Außerdem hätte ich vielleicht abwarten sollen, bis sich verschiedene Aspekte in meinem Leben – Arbeit, Freunde, Beziehung – noch mehr stabilisiert haben. So hatte ich niemanden in meinem engeren Umfeld, dem ich wirklich vertraut habe, jedenfalls kamen solche, die noch mein Vertrauen hatten, erst sehr spät ins Spiel und ich war nicht mehr zugänglich. Schließlich hätte ich meine Freunde besser über meine Krankheit informieren können.

Was andere während meiner letzten Psychose hätten anders machen können, dieser Frage will ich zwar nicht ausweichen, aber ich möchte sie anders stellen: Was würde ich jemandem raten, der einen psychotischen Partner, eine psychotische Freundin oder einen psychotischen Bruder hat? Gibt es da Hinweise, wie es dem Menschen, der psychotisch ist, leichter fallen könnte, Ratschläge anzunehmen, eventuell sogar den, Tabletten zu schlucken? Dazu muss ich natürlich zunächst einmal sagen, dass die Fälle völlig verschieden sind und ich nur in manchen Punkten von mir auf andere schließen kann. Weil ich diese Frage auch schon mit mehreren klugen Fachleuten besprochen habe, bleiben aber ein paar Tipps übrig, die ausprobiert werden können.

Es hilft bestimmt anzuerkennen, dass der andere Hilfe braucht, auch wenn er das verneint. Es hilft bestimmt, dass sich der Partner, der Freund oder der Verwandte klar macht: Er ist derjenige, der sich gerade in der besseren und gesünderen Position befindet und auf den es jetzt ankommt, weil der Kranke sich nicht selbst helfen kann. Es wäre gar nicht so schlecht, wenn der Gesunde den akut Kranken nicht unbedingt von dessen Verrücktheit überzeugen will, denn das könnte eine müßige Diskussion geben, bei der der Psychotiker sehr wahrscheinlich nicht einlenken wird. Besser ist es, sich gar nicht auf solche Streitpunkte zu versteifen, sondern, wie das mein ehemaliger Lebensgefährte in einer dieser brenzligen Situationen gemacht hat, an den anderen zu appellieren. Ihn zu fragen, ob er einem vertraut. Ihn sanft, aber bestimmt, zur Einnahme von Tabletten zu bewegen, indem erst einmal eine vorübergehende Medikation vorgeschlagen wird. Kompromisse und vorläufige statt endgültige Maßnahmen. Diese erscheinen nämlich nicht so sehr im Widerspruch mit dem, was zumindest ich während der Psychose fest geglaubt habe: dass ich nie wirklich krank war, jedenfalls nicht schizophren. Wenn dann erst einmal Medikamente genommen werden, ist der Betroffene meistens schnell von der Psychose runter. Dann kann eine Diskussion über die Krankheit und ihre Folgen beginnen, vorher dient sie niemandem außer demjenigen, der da auf seiner Version von Wirklichkeit beharrt, das finde ich zumindest.

Jedes Quäntchen Empathie, das einem andere Menschen während dieser Zeit mitgeben können, hilft auch. Nicht umsonst war Fabian mein bester Freund oder der Rechtsanwalt in der Klinik eine meiner letzten Hoffnungen. Denn das Mitgefühl anderer während der Psychose ist wie das letzte Band, das den Verrückten doch immer wieder noch an die Allgemeinheit, an die Gemeinschaft anschließt. Es trägt auch ganz bestimmt dazu bei, dass schwierige Situationen nicht eskalieren. Wer also

Empathie erübrigen kann, tut ein gutes Werk, wenn er einem Menschen in der Ausnahmesituation des Verrücktseins dieses Mitgefühl entgegenbringen kann.

Schließlich ist Empathie, wie schon gesagt, auch das Schlüsselwort für die Zeit danach. Wer sich mit dem ganzen Ausmaß an Zerstörung, die eine Psychose anrichten kann, konfrontiert sieht, der kann nicht jeden Antrieb, alles wieder so halbwegs zu richten, aus sich selbst heraus schöpfen, der braucht für sein grünes Pflänzchen im Herzen ein wenig Licht und Wärme von anderen. Solch ein Pflänzchen ist dann anfällig für rigide Ablehnung durch Menschen, die sich aufgrund ihrer Angst ganz besonders distanzieren oder sich einfach zu wenige Gedanken machen. Ob das eine oder andere überwiegt, kann entscheidend für die weitere Entwicklung des Genesenden sein.[18]

In meinem Fall ist meistens gar nicht so viel Empathie notwendig. Es reicht, wenn ein paar nette Menschen um mich herum mir eine Hand reichen, mich trotz allem, was passiert ist, nicht ablehnen und mich nicht ausgrenzen. Denn ich verfüge ja – Gott sei Dank – über meinen angeblich so übersteigerten Antrieb. Es gibt auch Fachleute, die das als besonders resilient bezeichnen würden. Resilienz, das ist die Eigenschaft der Stehaufmännchen.[19]

---

[18] Ich bin so frei, mir die Formulierung »Genesung« von Jann Schlimme quasi auszuleihen. Ich weiß immer noch nicht genau, für wie »heilbar« oder »unheilbar« man die Krankheit »Schizophrenie« ansehen soll. Doch das Wort »Genesung« sagt ja nicht, dass jeder vollständig wieder gesund werden und sich auf diesen gesunden Zustand verlassen kann. Es klingt allerdings versöhnlich und nicht so unerbittlich und brutal.

[19] Das Thema ist in aller Munde. Im Zusammenhang mit Schizophrenie wurde der Begriff aber, so viel ich weiß, noch nicht diskutiert. Besonders hilfreich finde ich grundsätzlich dieses Buch: Srikumar Rao: »Happiness at work. Be resilient, motivated and successful – no matter what«.

Die letzte Psychose hat mich allerdings viel mehr herausgefordert als die Episoden davor. Ich habe auch viel mehr Ablehnung erfahren. Das war in dieser Form neu für mich und hat mir in den vergangenen zwei Jahren einige düstere Tage beschert. Ich dachte: Was mache ich nur, wenn ich es nicht mehr schaffe? Damit meine ich, eine Existenz aufzubauen, die mir eine gewisse materielle Sicherheit und persönliche Freiheit bietet. Wenn ich das nicht mehr schaffe, dann gelingt es mir auch nicht mehr, die bösen Geister zurückzudrängen, die in Form von Frustrationen und Bitterkeit ihre Einfallschneisen suchen. Deshalb lasse ich den Gedanken an Scheitern gar nicht zu. Das ist eines meiner persönlichen Rezepte, die mich zumindest bis hierhin gebracht haben.

Ein anderes war etwa, meine Coaching-Ausbildung fortzuführen. Das Ziel nicht aus den Augen zu verlieren, mit Menschen, die aus der Bahn geraten sind, zu arbeiten und mit ihnen auf kreative Art Perspektiven zu entwickeln. Denn eine Vision zu haben, an die man auch glauben kann, ist eines der wichtigsten Dinge im Leben, finde ich. Sie lässt einen morgens an einem ungemütlichen Tag mit Energie aus dem Bett steigen und abends einen ruhigen Schlaf finden. Sie ist eine Antwort auf letzte Fragen der Existenz, die sich einem zum Beispiel im Zusammenhang mit solch einer Krankheit stellen.

Die Frage nach dem Sinn etwa. Für mich war der bereits vor der letzten Psychose klar: Aus dem Repertoire meiner nicht ganz so einfachen Erfahrungen etwas Neues erschaffen, das anderen dienen kann. Schon seit Langem habe ich über ein Buch nachgedacht, sogar eines geschrieben, das in Romanform meine Geschichte vor dieser letzten Psychose erzählt und vielleicht noch nicht ganz ausgegoren war. Jetzt hat sich ganz natürlich die Gelegenheit ergeben, ein anderes Buch zu schreiben, nämlich dieses. Sie eröffnete sich, nachdem ich mich entschlossen hatte, meine Geschichte in einem Radio-Feature zu erzählen.[20] Das habe ich getan, um meinem Leben wieder Sinn abzuringen, um mir und anderen Mut zu machen. Ich hatte in meinem Leben schon öfter Sprecher-Positionen inne. In der Schule, im Beruf. Vielleicht könnte ich wieder so einen, in diesem Fall impliziten, Auftrag übernehmen, dachte ich. Und jetzt sitze ich hier und habe die Möglichkeit, auszusprechen, was mir auf der Seele liegt. Vielleicht in Teilen stellvertretend für andere. Das hoffe ich zumindest.

Am Anfang des Buches habe ich von der Vision gesprochen, dass die Gesellschaft mit Schizophrenie umgeht wie mit Diabetes. Ich habe zwar eingeschränkt, dass das zurzeit garantiert zu hoch gegriffen ist, aber angesichts von Fortschritten wie etwa der Anerkennung von Intersexualität als einem dritten Geschlecht durch das Bundesverfassungsgericht ist es doch eigentlich eine ganz berechtigte, längst überfällige Wunschvorstellung – wobei ich um Verzeihung bitte für eine gewisse Schiefheit des Vergleichs. In Sachen Verständnis für Depressionen scheint sich in den vergangenen Jahren vor allem seit dem tragischen Tod von Fußballstar Robert Enke viel getan zu haben. Vielleicht ist jetzt langsam der richtige Zeitpunkt auch für die Schizophrenie gekommen.

**20** SWR-Feature: »Nimm doch einfach deine Tabletten – Rekonstruktion einer Psychose« vom 12.10.2017, SWR2 Tandem.